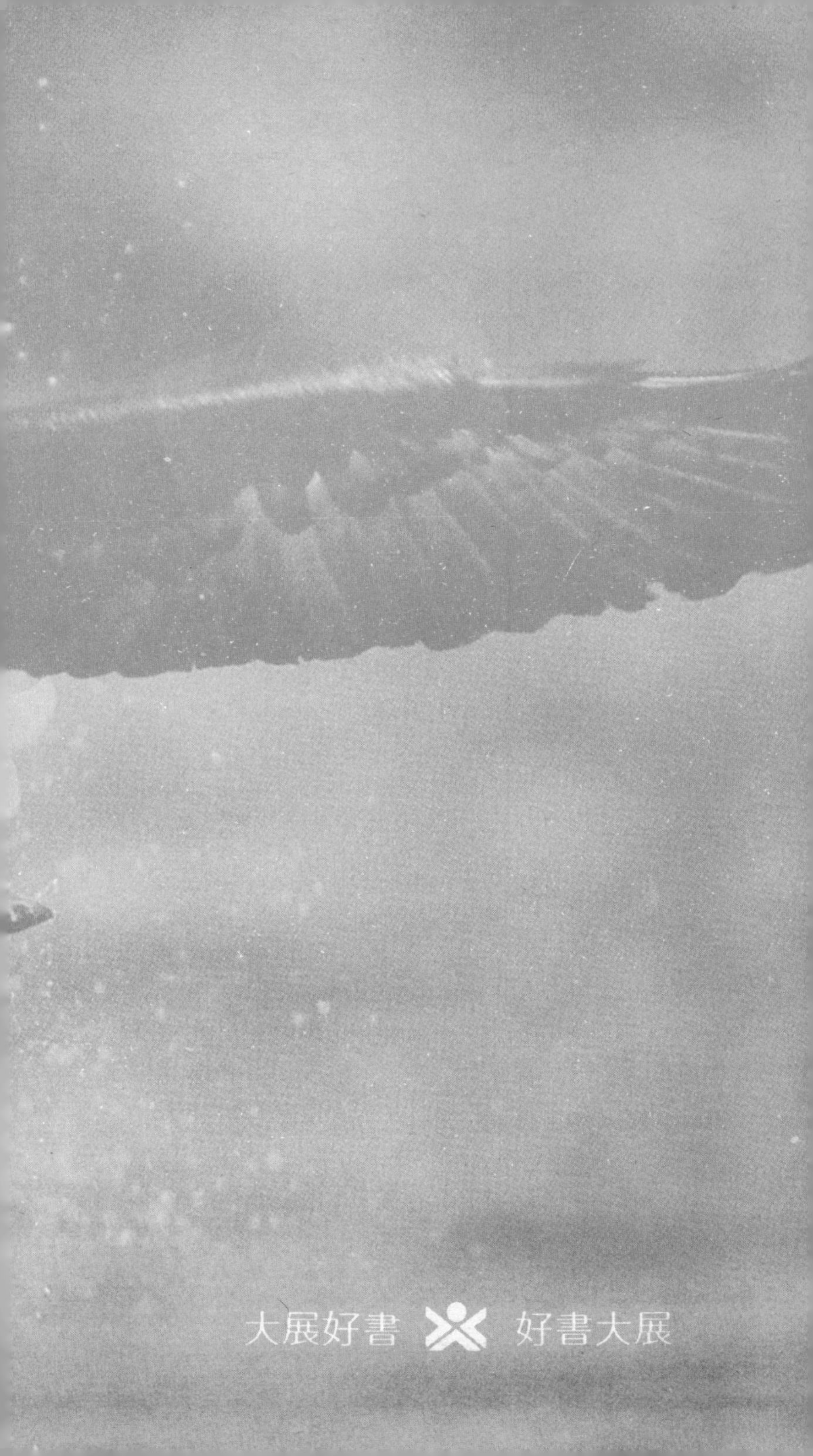
大展好書 好書大展

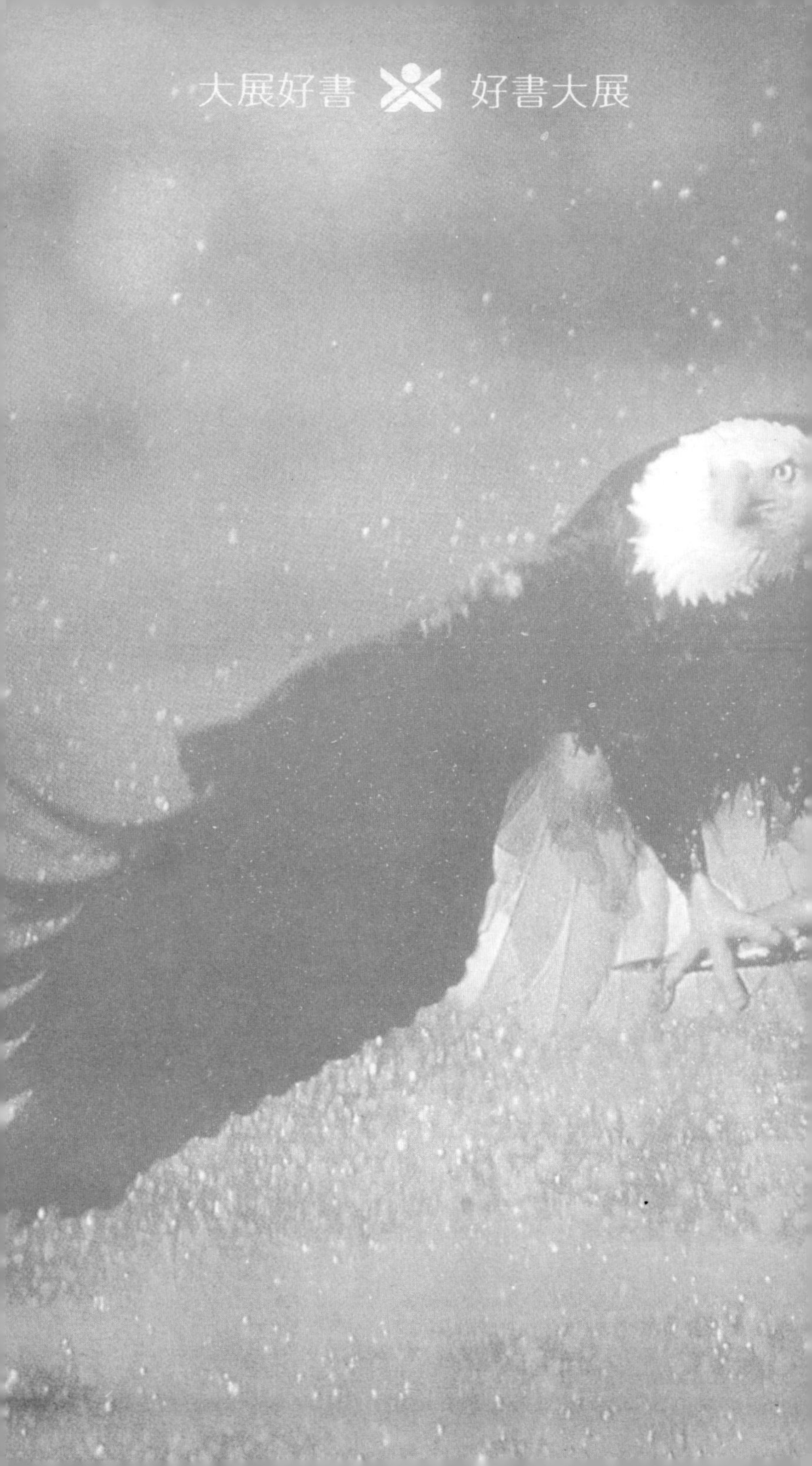
大展好書
好書大展

神經痛預防與治療

木下真男／著
沈永嘉／譯

大展出版社印行

序 言

昔日，給蒙古大夫看病者，痛的病症一律說成神經痛。這可能是由於病因不明，在無計可施之下，被迫如此解釋。不過，醫生的診斷卻意外地歪打正著。因為，在現代的醫學界，如果找不出疼痛的特別原因，就稱之為神經痛。

若拜醫學進步之賜，各種疼痛的原因逐漸轉暗為明，真正的神經痛便可減少。事實上，以往只能搪塞成神經痛的疾病，最近已經不斷被分類為各種病症。可是，「神經痛」仍然魅力不減，尤其可怕的是，其中說不定是重大疾病的前兆。

例如，在癌細胞剛形成，還不容易發現的初期，對疼痛的刺激不大，只是稍微刺激神經，這種症狀就稱為神經痛。但是當癌細胞擴大，經常壓迫神經之後，它便不再稱作神經痛，而改稱癌性疼痛。

如此看來，神經痛並不只是減輕疼痛即可的單純病症，說不定正告知你身體內有更嚴重的病症，就是「身體發出的SOS」。這是說，身體以痛的方式告誡我們，表面上看似健康的身體，其實應該提高警覺了。

而醫生的任務即是正確地解讀信號，也就是說，醫生對患者們的神經痛必須瞭若指掌。

例如，咳嗽又發燒的患者到醫院就診，醫生開出了感冒藥。不久之後，一百人中約有九十九人症狀就消失了，而且很快恢復元氣。因此，身為醫生的你，看到這些人來就診，便可安心。自動地拿出感冒藥來，便可得到百之九十九的治療成績。

但是，我們不能忘了那百分之一的例外者，他可能不只是單純的感冒，說不定是結核病，或者是更壞的病症。倘若只開給感冒藥，說不定會犯下致命的錯誤。事實上，想將此人從其他的九十九人中篩選出來，必須詳盡的診察、小心的深思，以及使用X光照射等各種檢查，所以，要診察完一年內所有的患者，可能要花費十年的時間，以現實眼光看來，確實窒礙難行。

那麼，如何才能使百分之九十九的醫療成為百分之百的醫療。對於此點，我覺得要「群策群力」，病患若懷疑這可能不是單純的感冒，而是結核病，應該主動告訴醫生。

為使各位容易了解，因此以感冒為例。神經痛與感冒幾乎如出一轍。同時為了使各位讀者更進一步正確地認識神經痛，了解神經痛說不定是可怕的求救信號，協助各位消除令人不快的病痛。

木下眞男

・目　錄・

1 神經痛是活人的「證明」

神經痛是何種病症

2 容易罹患神經痛的部位

神經痛的症狀

3 引起神經痛的『神經』話題

何謂『神經』

5 探究病因爲治療的捷徑

—治療與止痛診所(Pain clinic)—

目錄

6 保持良好姿勢就不會引發神經痛

神經痛的預防

1 神經痛是活人的「證明」

——神經痛是何種病症——

*假如「神經會痛」就是神經痛，那麼，所有的痛皆是神經痛

當身體的某一部位掠過莫名之痛時，便會感到不安，心想「到底怎麼了？」如果左思右想，想不出個所以然來，那麼便會自我安慰說：「可能是神經痛。」雖然不了解「神經痛」的真相，不過它卻是自我安慰的藉口，可以隨時脫口而出。

曾有一則關於「便利的神經痛」的趣話。

昔日，有一位醫生曾被患者暗地罵其爲蒙古醫生，可是卻門庭若市。若其真爲蒙古大夫，就不可能門庭絡繹不絕。有人大惑不解，追問之下，原來「因爲他不分青紅皂白，將病因不明的病症一律診斷爲神經痛」。也許讀者會認爲這是「草菅人命」，其實他如此說亦是言之有理。

歸納不出原因的疼痛就說成神經痛，這是因爲以往的各種檢查儀器不如現代發達，常會發生查不出病因的窘境。

既然左思右想後的結論竟是神經痛，何不放鬆心情，劈頭就診斷爲神經痛，簡單易

懂，也較舒服，所以，凡是病因不明就以「神經痛」稱之，便可暢行無阻。

把不明的病因皆歸納爲神經痛的醫師，卻意外的成了「醫外的名醫」（日文的醫外同意外）。

也因此能聚集一大堆的患者，因爲至少他能分辨出何者是他了解的病因，何者是他所無法理解的病因。

仔細一想，這件事簡直是近代醫學發展的縮影。由於認識了「神經痛」，進一步探知「什麼是病？」「何謂醫學？」。例如，昔日稱爲「坐骨神經痛」如今已剖明其原因，大多時候改稱「椎間盤脱出」，這樣的變化正是拜醫學進步所賜。

*日本邁入長壽國之林後，羅馬時代就已存在的神經痛也相繼而生

如今，日本已成爲世界第一的長壽國，女性的平均壽命超過八十四歲，而壽命較女性短的男性也達七十九歲以上。「人生九十年」的時代已然來臨。

人的壽命延長，表示威脅生命的病症逐漸被克服，但在另一方面，伴隨著老化而來的

毛病也接踵而生。

神經痛在壽命短的昔日是少見的毛病。例如，被視爲老年疾病的三叉神經痛或坐骨神經痛，皆是伴隨著動脈硬化、脊椎骨變形、變性等老化現象而生。

在紀元前建立的大帝國——羅馬，以橢圓型的競技場、萬神殿、卡拉卡拉浴場等遺跡著名。我們很佩服羅馬在早期所殘留下來的遺跡，但是我們也知道當時的人壽命短。據說，羅馬時代的平均壽命在二十歲左右，所以，三叉神經痛或者是坐骨神經痛，在當時是非常罕見的毛病。

這並不代表神經痛在當時消聲匿跡，只不過是其平均壽命只有二十歲，還未出現老化的現象，人們在罹患神經痛之前早就一命嗚呼。

當時活到五、六十歲的老人，被認爲是「神仙下凡」，莫不被稱爲大長老或者智慧者。

如果說這些異於常人的少數長老，才有罹患神經痛的權利也不爲過。但是在「人生七十才開始」的現代，五、六十歲的年紀，根本不可能擠進長老的行列，也不會被尊敬。

擁有的只是罹患神經痛的權利而已。

*黃花閨女一出嫁便罹患神經痛

倘若說神經痛是上了年紀才會有的毛病也不盡然。

長此以往，「神經痛」是一句司空見慣的詞語，被視爲黃花閨女一出嫁就會罹患的毛病。

今日已無「黃花閨女」之說，但在古昔，顧用乳母來照顧、養育千金小姐的人比比皆是。

這些千金小姐在家除了雙親之外，還有乳母專門照顧身邊的瑣事，她的手不曾拿過比筷子重的東西。

像這般的黃花閨女，手白指細，手臂幾乎無肉般的修長，可是等到一出嫁，掃除、洗濯、炊事等一切的家事，都要親手做。而在娘家時，一切皆有下女代勞，如今突然需要自己動手，因此不久之後，由手心拇指指根附近引起莫名之痛，已無心炊事。這在醫學上稱爲正中神經痛，也是神經痛的一種，由於分布在拇指指根一帶的神經被夾在手腕骨與韌帶之間。因此在活動的時候或搓碰一下神經時便會刺痛。

對年輕的媳婦而言，神經痛真是猶如地獄般的痛苦。若是尚在黃花閨女時代，大可立刻停止做家事，可是到了夫家則是不容許的。

出嫁後不能只爲了「神經痛」就蹺起二郎腿，還是要強忍著手痛，盡責地做家事。

因此對於已嫁的黃花閨女而言，神經痛不只是「單純的神經痛」而是「殘酷的神經痛」。

＊電腦操作員或更年期婦女常見的手部疾病

由古代黃花閨女所演變的現代「千金」，結婚後是否會罹患神經痛?答案是「否定」的。

在姑娘時代可以蹺起二郎腿，此點在昔日的黃花閨女或者現代的千金小姐，幾乎是相同的。也就是說，罹患手部神經痛之條件是同等的。

可是，現代的千金小姐在婚後能與神經痛無緣，第一個理由是現代女性在婚後不大做

【 不正確的神經痛常識❶ 】

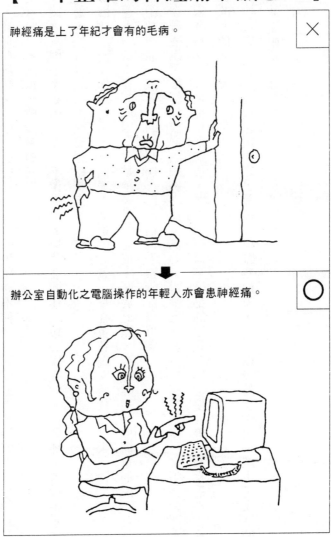

神經痛是上了年紀才會有的毛病。 ×

辦公室自動化之電腦操作的年輕人亦會患神經痛。 ○

家事，甚至在新婚家庭中，廚房裡無砧板的現象亦不稀奇，那樣能過著跟家事無緣的日常生活。所以才没患正中神經痛的機會。

接著是因小家庭的增多。不像從前多與公婆同住，核心家庭的人口單純，若發生手痛的現象，便可停止家事或交棒給丈夫。

因此，一面保護雙手，一面哭著炊事的光景，早在黃花閨女時代便結束了。

還有一個重要的原因，就是神經痛的變遷。關於此點，容後詳述。但簡單的說，昔日稱正中神經痛，或者手的神經痛，已改稱爲手根管症候群。

今日罹患手根管症候群的病例增加。例如，電腦操作員由於職業所需，必須長時間工作；職業婦女；或是更年期前後，體內的荷爾蒙分泌的改變；靭帶變性等，都是手根管症候群的元凶。

換言之，新婚的黃花閨女之手部神經痛雖然消失，中年以後的女性，卻產生了女性的職業病—手根管症候群。

＊醫學進步後，從前的神經痛也消失無蹤

如先前所說的蒙古大夫是「醫外的名醫」在昔日一般人都有神經痛的認識。

「我患了神經痛。」

「好像是患了神經痛。」

如此對莫名之痛，簡單歸納爲「神經痛」的傾向，聽者也充分感覺到「可能很痛」「真可憐」。

有人感冒時咳的太厲害，導致胸腔及肋骨部位隱隱作痛，擔心罹患結核病，或癌症而至醫院問診，結果被診斷爲「肋間神經痛」。醫生很簡單的告知：「胸部痛，就是肋間神經痛，没有大礙不必擔心。」但是病患本身的疼痛並未消除，只好懵懵懂懂地回家。

過了數日，胸痛好像消失無蹤，這才肯定「果然如醫生所說的是神經痛」。

再者，即使被診斷爲「神經痛」，還是似懂非懂。只能茫然解釋那是神經痛的病症而已，不像「食用過多的冷食，或者飲食過量，而產生下痢或者腹痛」。「感染過濾性病毒

而引起喉痛。」等，有明確的原因。

仔細一想，「神經痛」應該寫成「神經」會「痛」，這名稱總令人感覺怪異。其他的病痛如頭部疼痛稱頭痛，腹部疼痛稱腹痛，痛的部位十分明確。

可是神經痛只說成神經而已，總有點曖昧之意。可能是因爲神經遍布全身，也不知道毛病到底出在哪兒，無法想像所致。

現代醫學日進千里，神經痛已成爲過去式，最近被診斷爲「這是神經痛，不要擔心」的機會也大幅減少。

神經痛消失的背景，在於現代醫學的進步。那是說，昔日不分青紅皂白，一律稱作「神經痛」，如今已根據症狀，而有更明確的病名。比如說，黃花閨女手部的神經痛改稱手根管症候群，或後述的坐骨神經痛也改稱椎間盤脫出。

現在已經不隨便稱爲神經痛了，可是神經痛的症狀卻陰魂不散，爲神經痛所苦的人不斷增加，但是現代醫學是否也稱它爲神經痛，此點因個案而異，不可一概而論。

【　不正確的神經痛常識❷　】

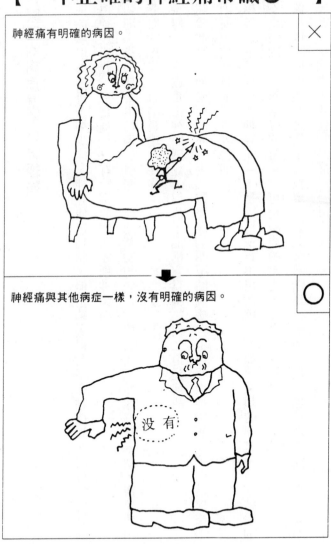

神經痛有明確的病因。

×

神經痛與其他病症一樣，沒有明確的病因。

○

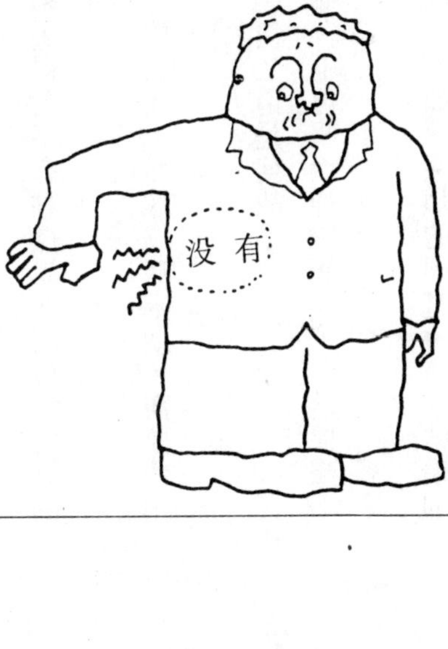

＊有原因的病痛就不是神經痛

從前嘴邊不停掛著神經痛、神經痛這句話，但是總覺得名字有點怪異。因爲「所有的痛都由神經感覺，可是爲何只有特別的病痛才稱神經痛」。

切斷手指的痛是由切傷所引起，撞到某物的痛是打撞的痛，而像癌症末期，需要使用麻醉藥般的疼痛，就稱爲癌性疼痛。

雖然這些疼也是由神經感覺，但決不能稱它爲神經痛，這是何故？

關於此點，如先前所說，現代醫學能夠明瞭的病痛，不再叫「神經痛」，而是根據不同病因而改稱跌打痛或者外傷痛。

相形之下，稱爲「神經痛」，是因爲檢查不出病因。例如，面頰的周遭會痛，結果卻檢查不出病因，也無毆打的跡象。可是臉痛的厲害，那是「神經痛」。

像這樣，原因不明之痛不勝枚舉，因此被診斷爲神經痛的病例也爲數不少。自從醫學進步，能一探病因，才使神經痛日益減少。

醫學技術一步千里，敷衍診斷爲神經痛的情形也逐漸改善。

如果整理「神經痛」的定義，其中之一是，以當時的醫學水準而言，根本無法發現病因，所以說，這是無計可施的結果。

相對於確實的痛感，原因不明的神經痛就只能稱爲「神經痛」，這就是「Neuralgia（神經痛）」。也是神經痛的第一個特性。

＊偶而發作且很快消失的突發性疾病

神經痛的另一特性，是它會經常疼痛。第一個的特性是無故的神經痛，雖然病因不明，可是痛的時間長，就不大對勁。長時間的疼痛一定有某種原因。

也不是完全如此，才歸爲那種特性，神經痛是「間發性的痛」。雖然沒有碰撞也沒切傷，但有一天突然發生劇烈疼痛，數日後自然消失了，猶如未曾發生過一般，這才是神經痛的特徵。

這種短時間的痛法和癌症不同，屬於癌症的慢性疼痛會漸漸加强。

徵。

突發性的疼痛，自然的消失，詳細檢查也查不出個所以然，這就是神經痛的第二大特

醫學上把神經痛的兩大特徵稱作本態性神經痛。這與本態性高血壓有異曲同工之妙。本態性的意思是指從根部開始的神經痛、高血壓。與本態性相同的醫學用語，還有機能性疾患或特發性疾患，專業說法是叫非資質性疾患。所謂的非資質性疾病，是指無物質性的疾病。

這些都是原因不明的病症，更簡單的解釋是，原因不明，使人有如霧裡看花。神經痛之所以難以理解，就因爲它是屬於本態性，病因不明。

*莎士比亞喜好的「冷酷之痛」為其特徵

爲了表示神經痛的性質。我經常引用莎翁的作品。莎翁是英國首屈一指的劇作家，與醫生及神經痛八竿子打不著。

提起莎翁，大家可能聯想到『Hamlet』的著名對白「To be or not to be」，還有一

串的英雄悲劇『奧賽羅』『李爾王』『馬克白』等作品，莎翁是多才多藝的劇作家，也是詩人和演員，他的作品包括喜劇、悲劇、浪漫劇等，範圍廣泛無人可比。其中最著名的，莫過於以他的代表作『Hamlet』（哈姆雷特）的四大悲劇。

悲劇聖手莎士比亞，曾在『雅典的代盟』這部戲曲中，描寫罹患神經痛的主角代盟老頭；代盟有一句台詞：「你這冷酷無情的坐骨神經痛」從此就成爲一句名言。

莎翁生於西元一五六四～一六一六年之間，以當時的醫學水準而言，椎問盤脱出可能說成坐骨神經痛，至於臉頰莫名的劇痛一律歸爲三叉精神痛。

莎翁將劇烈的突發性神經痛編成台詞：「你這冷酷無情的神經痛」，可說是把醫學書中難以表現的神經痛「描寫的恰到好處」。

醫學進步，「神經痛」已不再稱爲神經痛，但那冷酷的疼痛即使改名換姓照樣陰魂不散。

痛感是人類與生俱來的感覺，遍佈全身的神經，支配著人體。至於說神經痛「neuralgia」是活人的證明，即使是與相隔數百年的現代，「神經痛」依然魄力不減當年。

2 容易罹患神經痛的部位

神經痛的症狀

＊只有痛感的神經纖維能感覺出神經痛

神經痛就是neuralgia，也就是「神經之痛」，所以主角是感覺痛的神經，與神經痛有關的就是接受所有感覺的知覺神經。這種知覺神經包括感覺熱、冷的神經，感覺壓力的神經，以及觸覺神經等，感覺痛的神經不過是其中之一。

因此，把感覺痛的神經稱作痛覺神經。

可能有點複雜，若是感覺痛神經以外的知覺神經也產生與神經痛相同的現象，那樣的痛就成了「灼熱痛」。那種令人情不自禁「哇哇叫」的痛，與疼痛不同，雖然灼熱痛是由知覺神經所引起，說穿了也是神經痛的一種，但與原先的神經痛本質不同。

在此稍微偏離主題，如同「疼」與「痛」所使用的字彙不同，痛的性質也大相逕庭，這兩個字雖然都是疒部，但一字是冬，一字是甬。

疼痛的「疼」是表示刺痛，相反地，疼痛的「痛」，是有如穿透一般的痛。

先前所提的灼熱痛、疼痛、痛在知覺神經中關係密切，神經掠過的方法也幾乎相同，這三種合起來由「溫痛覺神經」的神經感覺出來。

雖然這三種神經的通路相同，不過神經的纖維卻不同，在末端的感覺機能也不同。那是說，感痛神經之前端有痛點，而感熱神經之末端有溫點。

由於各種神經的任務和功能皆有固定的細胞，所以感痛的痛覺纖維，是具有痛點的特別纖維。

感到神經痛的痛覺，在皮膚中具有開始感覺疼痛的痛點，而來自皮膚的脈衝，經由神經細胞到達腦部，這已經與觸覺神經的功能大相逕庭。

＊神經痛是不自覺皺起眉頭的刺痛

因爲疼痛是由遍佈全身的神經所感受，所以生病和受傷大同小異，但是，事不盡然，因爲頭痛與肚子痛，跌傷與刀傷就不相同。

另外，同樣是頭痛、腹痛，疼痛的方式也會隨著病因而異。以頭痛而言，偏頭痛是伴隨著惡心感的激烈疼痛，但換了肌肉收縮性的頭痛，那是慢性的鈍痛與頭昏腦脹般的疼痛。如果腦部的膜下出血，據說猶如被榔頭敲打般的激痛。

腹痛可分爲下痢般的絞痛，腸扭轉時快使人昏迷般的疼痛，便秘時的疼痛等，隨著産生的原因不同，腹痛的種類也五花八門。

神經痛也有特殊的止痛方法，神經痛的特徵是稱爲「sharp main」的刺痛。是全身有如觸電般的抽痛，亦可說成電擊痛或是突然發生的激痛。

疼痛發作時，若痛的太厲害，據說會不自覺地皺起眉頭或大叫「哇！好痛」。

這種疼痛是屬於電擊的激痛，並無任何誘因，但大部分是由些許的刺激所引起的。

例如，嘴裡吃著冰冷的食品，到外面吹風後，臉頰四週會掠過劇烈的痛楚，稱爲三叉神經痛，是寒冷的刺激傳遞給臉頰四周的三叉神經，或食物接觸到臉頰內側的特定部位所引起。

另外，所謂的肋間神經痛，是沿著肋骨的神經發生疼痛，多伴隨著感冒咳嗽，或是帶狀疱疹而生。

還有一則關於坐骨神經痛的笑話。有人趁屋子的主人不在時，想摘下成熟的柿子食用，他爬上屋頂後喊了一聲「呀！」便把手伸出，腰卻突然閃到，疼痛難耐，動彈不得，

【　不正確的神經痛常識❸　】

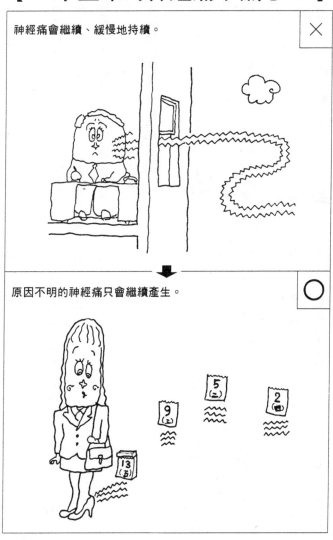

神經痛會繼續、緩慢地持續。　×

原因不明的神經痛只會繼續產生。　○

想向家人求助，但因腰部異常疼痛，無法發出聲音，就這樣半蹲著腰，看著天空發呆近二小時。

後來好不容易兒子發現了，順利脫困，晚餐時，全家為了父親在屋頂半空停留之事笑成一團。當事人卻因疼痛而如啞巴吃黃蓮，有苦說不出。

像這樣，觸發神經痛的誘因比比皆是。

*發作時如觸電般掠過全身

除了突然劇烈的疼痛，神經痛的另一特徵是嗶！嗶！嗶！般掠過全身的痛感。根據神經痛產生部位的不同，時而嗶！嗶走向那邊，時而嗶！嗶！嗶！的駛向這邊。

因為神經痛是「傳遞痛覺的特定神經所引起的疼痛症狀」。所以疼痛並不會停留在某一部位，會隨著神經四處遊走。

疼痛感的速度比不上光速。因為這是人體的生理現象，行進的速率約五十公尺／秒。引起神經痛的神經中，有一些的長度驚人。譬如引起坐骨神經痛的神經約一公尺以上，激痛難免會持續片刻，短一點約三十秒，長一點會持續二～三分鐘。

疼痛有一定的忍耐界限，銳痛的程度已經超過界限，莎翁說：「你這冷酷的坐骨神經痛」之痛，是指銳痛發生所引起，掠過體內的激烈疼痛。

可是這種劇烈疼痛，不久就好像未曾發生過般，自動消失的無影無蹤。雖然疼痛能不藥而癒，但不可能永久消失，只不過是暫時停止，不久又會復發。

像先前的例子，坐骨神經痛突發，在屋頂上强忍疼痛的男主角，雖然疼痛在幾天內便治好，但是神經痛偶而會出現，只要動作不正確，立刻發出「痛」的呻吟聲。

神經痛的一大特徵是斷斷續續地發作，而且疼痛會自然消失。換言之，只要神經不再受到壓迫或者接觸，疼痛自然消失。

此外還有神經鈍化的現象。人類對於任何事物都有適應性，對痛感也是如此，每日接觸，結果就變得遲鈍。

這可以說是對神經痛有良好的適應力，我們人類也可以藉著學習來避開痛覺。例如，發生坐骨神經痛時，我們會本能或經過學習來選擇不痛的坐姿。換言之，因疼痛難耐，所以會本能的採取不與神經接觸的坐姿。

*三叉神經痛是由單方引起，所以臉部歪向一邊

發生在臉部，著名的三叉神經痛，會在臉部的一側，由太陽穴往下掠過數秒，引起數分鐘的劇痛。如果此種現象反覆發生，臉頰也會隨之扭曲。

法國人把此種現象另外命名爲臉部的扭曲。另外還有類似三叉神經痛，都是屬於臉部肌肉僵硬的「歪形症候群」（Pfluger），是由荷蘭畫家Pfluger的名字來命名，他對人物的繪畫可能不是生病，但卻很像三叉神經痛的臉型歪斜的。

至於臉部的扭歪是任何一邊的三叉神經受損所引起的。因爲神經痛，是局部受到壓迫所引起的症狀，所以兩個部位同時產生的機率不大，可以這麼說，單邊發生是神經痛的必要條件之一。

倘若在臉部左右的任何一側，反覆的引起神經痛，人們爲了盡量減輕痛楚，所以臉部的肌肉才會扭歪一邊，爲此，臉部的一側好像被鈎起來般的扭歪。而只有一方引起，是神經痛的典型症狀，如果神經痛是由兩側同時產生，就不會出現臉部扭曲的症狀。

【　不正確的神經痛常識❹　】

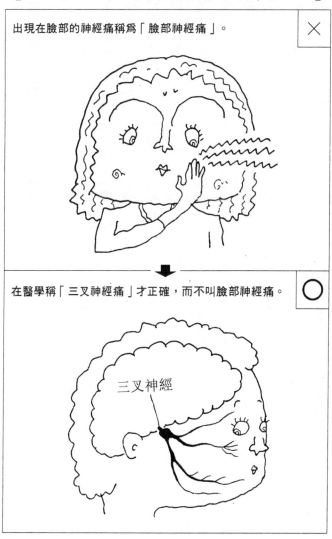

出現在臉部的神經痛稱爲「臉部神經痛」。　×

在醫學稱「三叉神經痛」才正確，而不叫臉部神經痛。　○

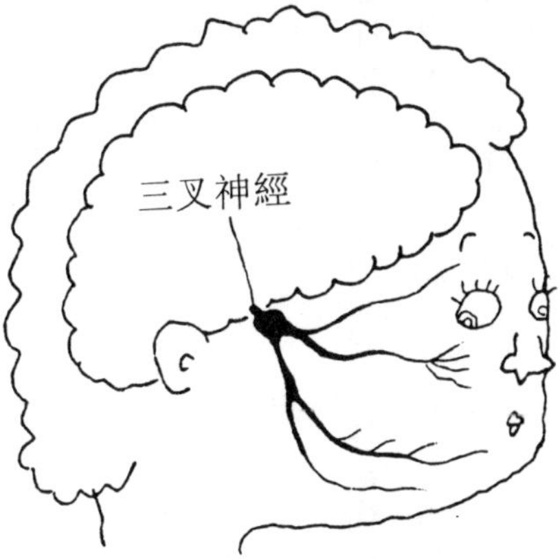

*四項條件延續了神經痛的特徵

由於神經痛是神經的痛，如果神經不復存在，疼痛也就消失了。神經痛的首要條件，是具有痛感的神經，並且必須是知覺神經，才能感痛。

神經可分爲運動神經與知覺神經（感覺神經）。運動神經就是移動身體的神經，而知覺神經是感受出冷熱、觸感等皮膚感覺，或者是味覺、嗅覺等五感，以及痛感的神經。關於神經留待下章說明。在此僅針對知覺神經做簡單的說明。

第二項條件是知覺神經必須保持正常的機能。如果神經本身有任何問題，各類病症便會應運而生。例如，皮膚的感覺逐漸消失，產生異常感覺等。不過，如果神經受損得更嚴重，則可能導致麻痺而不感覺疼痛。所以，如果是神經痛，或者在神經痛以外沒有其他明顯的症狀，就表示神經具備了正常的機能。

第三項條件是加上知覺神經的特徵。

第四項是使其刺激不會太嚴重，或者是不要持續地刺激神經，而是偶而刺激。那是

引起神經痛的四項條件

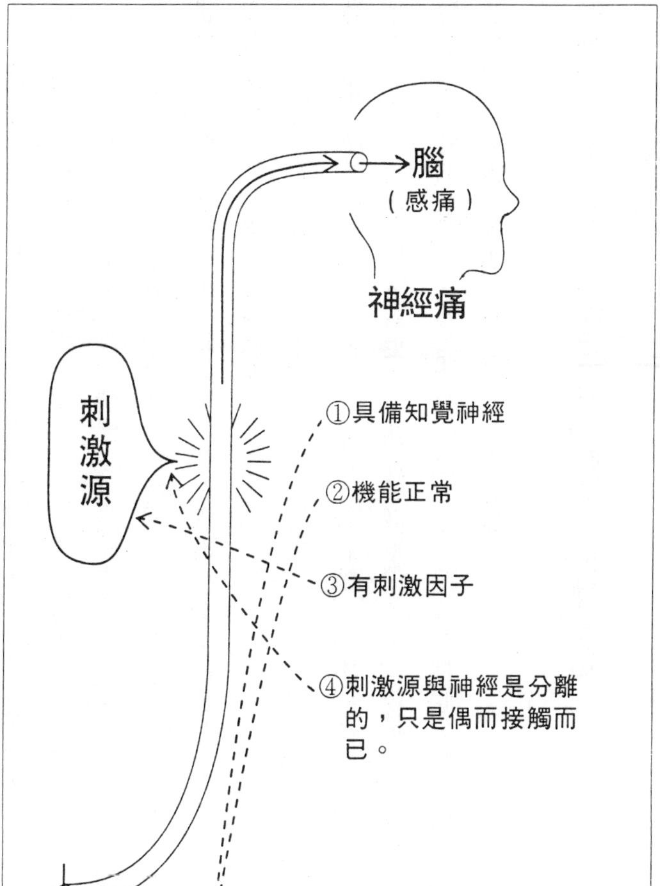
腦
（感痛）
神經痛
刺激源
①具備知覺神經
②機能正常
③有刺激因子
④刺激源與神經是分離的，只是偶而接觸而已。
知覺神經

說，基本上刺激是與神經脫離的，如果對神經的壓迫過強，會使神經機能降低，出現如前述的神經痛以外的症狀，或者神經會壞掉，完全與神經痛的形成條件無關。

再者，所謂與神經痛名實相符的情況，就是產生發作性的疼痛，一段時間後會自然消失的間歇性症狀。由此看來，神經並未受到强烈的壓迫，而是屬於一種『若即若離』的刺激。

因此，經過檢查也找不出原因的情況所在多有，甚至連現在流行的CT掃瞄或MRI（磁氣共鳴映像診斷裝置）也無法辨明。

不容諱言的，神經痛也有些惡性而嚴重的例子。然而，在初期只不過是神經觸動的狀態，症狀也是間歇性的。例如，罹患癌症時，若癌細胞尚未成熟，只會偶而以神經痛的方式產生疼痛而已，當癌細胞逐漸變大，就會成爲根深蒂固而持續性的疼痛。

如果離開神經的刺激源，本身十分明確，或者經常性地壓迫神經時，就不再叫做神經痛，而改稱其他疾病，例如，稱之爲癌症性疼痛等。

＊神經痛的「著名部位」在三叉、肋間、坐骨三處

雖然說只要有知覺神經，身體任何地方都可能引起神經痛，不過，神經痛有某些易發的部位，發生的機率遠高於其他地方。神經痛不只是有知覺神經就會發生，如前項所言，必須有四項條件，當知覺神經受到某種刺激，才會引起痛楚。

神經痛有一些發生頻率較高的場所，而早就享負盛名的三大神經痛，有三叉神經痛、坐骨神經痛、肋間神經痛。據說這三種共佔了全部神經痛的七成以上，是神經痛的著名部位，神經受輕微刺激的頻率也較高。除了這三大神經痛之外，尚有中間神經痛、後頭神經痛、正中神經痛等。

至於三大神經痛，以及其他的神經痛，又分爲腦神經系，或脊髓神經系。腦神經的神經痛大致上有：三叉神經痛、中間神經痛、舌咽神經痛三種，相對地，脊髓神經系有坐骨神經痛、肋間神經痛、後頭神經痛等。

另外，手足末端的神經痛也不少，有手臂橈骨神經痛，正中神經痛、尺骨神經痛、足部大腿骨的神經痛、膝蓋下的腓骨神經痛、脛骨神經痛等。

因爲神經痛是由不同類型的知覺神經所引起，所以，首要之務是查明病源，再提出適當的因應對策。

＊骨質疏鬆症若置之不理，會產生反覆的劇痛

最近，罹患骨質疏鬆症而爲腰痛所苦的老年人日益增多。不過，如果凡事都推託給骨質疏鬆症的話，也未必盡然。

I女士雖然年過六十，但心中卻不承認已加入了老年人的行列。有一天，她突然感到劇烈的腰痛，在開步走時，或是從人行道到快車道之間十公尺左右的斷坡，從尾骨四周掠過一陣疼痛，不覺發出「痛呀！」

據說旁邊一起等紅綠燈的群衆，聽到I女士一聲「痛呀！」全都滿頭務水，一臉錯愕。雖然那只是瞬間的疼痛，在很短的時間內便恢復正常，應該可以暫時高枕無憂，豈料突然又變成間歇性的疼痛，她心想「此事非同小可」，就到附近的整形外科醫院就診。結果時而向前時，而向横，腰部共照了三張X光照片。

在等待X光片時，I女士忐忑不安，心想「既然痛得這麼厲害，不可能什麼病都沒有，「說不定是骨癌」。

終於被喚進診察室，醫生說：「骨頭沒有扁，也沒有異常，只是在適當年齡中會產生的骨質疏鬆症。」她照了紅外線，拿了止痛藥便回家了。

I女士不相信這激痛只是骨質疏鬆症，但總算不是罹患骨癌。在吃了止痛藥的兩天後，疼痛便消失了，其後的半年間，完全忘了曾發生腰痛，只不過爲了改善骨質疏鬆症，每日至少喝一杯牛奶。

經過七個月後，腰部再次發生激烈疼痛，這次甚至到了寸步難行的程度，她覺得大學附屬醫院也許比較可靠，就抱著姑且一試的心情到我的診所來。檢查的結果，才知道她罹患的是椎間盤脫出，而I女士未曾輕易放棄，總自認是骨質疏鬆症，鍥而不捨的再度受診而獲得醫救的機會。

雖然骨質疏鬆症或神經痛皆不會因而致命，但是若過於嚴重的話，便會發生癱瘓，甚至無法行走。如果沒有正確的診斷，由於治療法和處理方式完全不同，難免持續不久。

＊老年人常見的坐骨神經痛，會痛得連腳都伸不直

坐骨神經痛常見於銀髮族，幾乎成了老年神經痛的代名詞。一般的症狀是從腰往大腿部位掠過的痛楚，由於伸直或活動時，疼痛會變本加厲，所以患者常會不自覺的彎曲膝蓋，希望能減輕疼痛，久而久之，就因痛而無法伸直膝蓋。

此種疼痛的特徵，與每一個坐骨神經的神經細胞都距離一公尺以上形態有密切關連。提到神經細胞，我們都會想像是以毫米爲單位，如鉛筆左右的粗細。

凡是大細胞的中心部位皆有細胞核，附近環繞著被稱做細胞質的液體。而那液體「殺殺」地到處竄流，直至腳尖爲止。雖然從神經細胞突起，但因爲沒有區隔，所以雖然細長，卻只有一條。

這細長的突起部分稱爲軸索（axon），形成一束，爲被膜所保護，而軸索與被膜就合稱爲神經纖維。關於神經容下章解說，在此先說明又長又大的坐骨神經。

由於這長神經支配下肢的肌肉與皮膚，所以一旦發生異常，整個足部都會疼痛難耐。另外，因爲長達一公尺，容易發生毛病，也使得坐骨神經痛名列頭號黑名單。

長神經與坐骨神經痛的關係，可比喻成電話線與電話機的故障，線愈長，愈容易發生毛病，如果電話線受颱風損壞而剝落，一部分線路裸露於外，就會出現各種雜音。由於坐

神經的分布

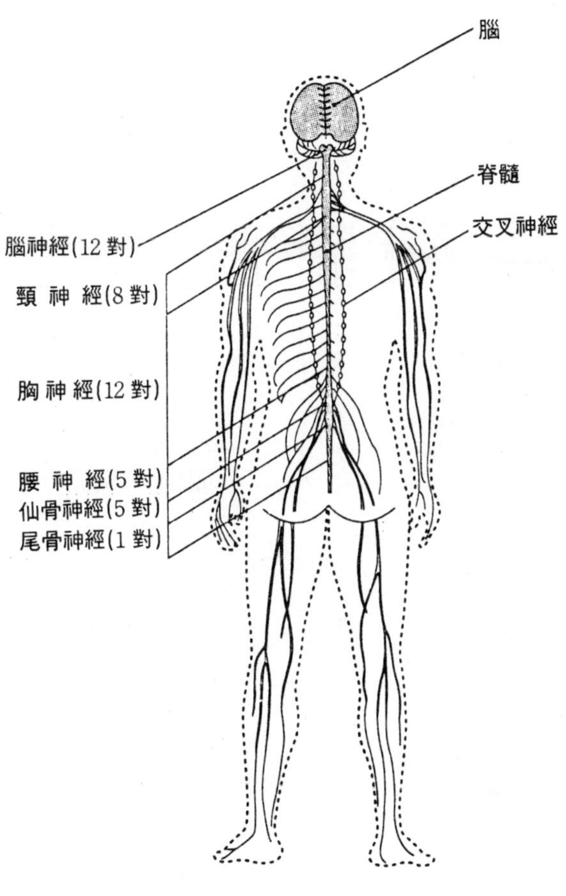
腦
脊髓
交叉神經
腦神經(12 對)
頸 神 經(8 對)
胸 神 經(12 對)
腰 神 經(5 對)
仙骨神經(5 對)
尾骨神經(1 對)

骨神經的軸索非常長，而且處在惡劣的環境中，所以軸索容易受傷，也容易受到壓迫。連內部的神經纖維都會受影響而感覺疼痛。

所謂「惡劣的環境」之情況如下：我們常聽說人體中「腰是關鍵」，它位於上半身與下半身的中間，凡是站、坐、走等動作必定與腰有關。

由此可見，人們最容易受影響的部位是腰。所以老年人常會發生腰部的疾病，出現如椎間盤脱出、脊椎滑動症、脊椎分離症，以及腰椎變形症等，會成爲腰痛元凶病症。最近，將這些病症稱之爲「脊柱管狹窄症」，不管是脊柱受壓迫或變位、變形，都是因脊柱管變狹窄，觸碰神經所引起。

這就是神經痛的原因。現在分別命名爲：脊柱管狹窄症、椎間盤脱出。在十年、二十年以前則一律通稱爲「坐骨神經痛」。

幾乎所有的腰痛皆爲神經痛的一種，其中腰痛是腰本身的痛，而坐骨神經痛則是因分布於神經根（由腰繞至大腿）和足尖之間的軸索半途產生異常，所以其症狀與處理方式皆大相逕庭。

＊揉一揉腰部可以緩和坐骨神經痛

坐骨神經痛發作時，可揉一揉腰部，使之舒服。當然，如果不是神經痛而是腰痛時，揉腰也有相同的效果。

不單是神經痛，人體只要一有疼痛現象，自然會產生自我防禦的本能。肌肉會拼命的縮緊，避免疼痛，結果，反而引起了肌肉痛。

由此可見，揉腰對神經痛並沒有直接效果，反而是可以減輕第二次引起的肌肉痛。腰痛有兩種，一爲神經痛的痛，一爲長時間保持固定姿勢所引起的肌肉痛。按摩後就可以減輕疼痛。

在昔日，老年人泡溫泉對神經痛有極大療效，紛紛結伴前往。溫泉有溫熱效果與水壓，以及礦物質，可改善血液循環，再加上悠閒的休養，對肌肉的疲勞、酸痛有紓解的效果。結果人們誤以爲「神經痛泡溫泉有效」。

如椎間盤脱出等症狀，有時爲了減輕痛楚，反而會引起二次的肌肉痛，這時可以泡溫泉來改善。雖然無論是神經痛，或者是椎間盤脫出之痛，都不可能單靠按摩或是泡溫泉就治癒，但因爲周邊的肌肉獲得鬆弛，不太接觸神經所以也能減輕疼痛。

例如，泡兩星期溫泉、經過充分的靜養後，就此揮別神經痛的例子比比皆是。

*如同玩益智遊戲般的神經痛，是依據「神經根」的數目而定

不只限於坐骨神經痛，凡是神經痛皆須確實查明病因，擬定因應對策。

例如，後述的坐骨神經痛之自我診斷法，是探察長的坐骨神經在何處不會產生毛病的方法。內容是靠簡單的測驗引發痛感，試一試會不會發生疼痛，藉此診斷病因。

再者，假使神經受到壓迫，膝蓋彎曲，由於神經爲下垂狀態，中間的神經纖維不易受到刺激。如果將腳伸直，神經處於被拉動的狀態，就容易受到周圍組織的刺激。

因爲這是由一位叫Ragsay 的所創，所以又稱爲Ragsay 徵兆。雖然坐骨神經痛能以簡單的方式自己診斷，但對於位在身體內部的神經，是無法靠簡單的測驗分辨出來的。

司掌痛感的知覺神經移動肌肉的運動神經之神經根是成雙成對的，且分布於頸髓、胸

【 不正確的神經痛常識❺ 】

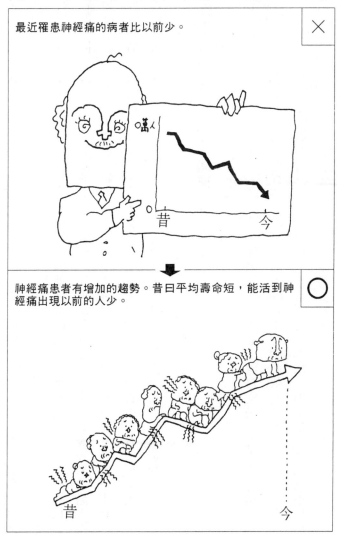

最近罹患神經痛的病者比以前少。 ×

神經痛患者有增加的趨勢。昔日平均壽命短，能活到神經痛出現以前的人少。 ○

髓、腰仙骨髓。在數目上頸部有七對、胸部有十二對、腰部有五對、仙椎有五對，合計爲二十九對。

神經分別決定了皮膚的負擔部位，所以，假使胸部的第五個神經根受損，神經痛便出現在它的肋間神經，全都有固定的場所。因此，如果是對神經瞭若指掌的醫師來診斷，馬上就知道是第五個胸髓有問題。如果是不懂神經痛與神經根之間關連的醫生，會一律將不明的病因診斷爲肋間神經痛。如先前所述的「蒙古大夫」竟然門庭若市，有兩種原因，一爲視其爲普通之醫生，一爲神經的分布一直成謎，所以雖是蒙古大夫，卻還是受歡迎。

＊若嘴中碰到任何食物便痛得吃不下

Y女士從小精力充沛，除了生產以外，從未躺在病床上，但自從過了五十歲之後，稍嫌肥胖，在每年接受全身健康檢查時，被警告膽固醇及中性脂肪值過高。

Y女士從小便偏愛肉類食物，對動脈硬化早已有了心理準備，但是醫生告知將來罹患心臟病的可能性極大時，就開始避免攝取動物性脂肪及蛋白質。

嘛。

一日，在臉頰的左側掠過針刺般的激痛，想進食也因食物碰到嘴便會疼痛而食不下

痛感在一、二分鐘後便消失，所以最初只有忍痛，讓它自然痊癒，可是不久連摸臉頰都感到針刺般的疼痛，不但不能吃飯，連刷牙都感到痛苦。

Y女士開始感到害怕而心想「說不定這是顏面神經痛的徵兆，如果顏面扭歪了怎麼辦？」臉部痛了將近二個月才來就診。

我聽完Y女士的症狀之後，安排她接受血液和眼科、耳鼻喉科的檢查，也做過頭部CT掃瞄，檢查報告顯示Y女士患了三叉神經痛。

在受診時，Y女士不斷擔心其顏面神經痛，我詳細向她說明其正確名稱爲三叉神經痛而不是顏面神經痛，最後也獲得她的了解。

＊由於臉部神經隸屬運動神經，所以不會有疼痛感

吹來一陣冷風時，從臉頰至耳部掠過針刺般的激痛，或者口接觸食物時亦有針刺般的

疼痛，這就是三叉神經痛。

當然，耳鼻喉科的病症，或者腦部血管的病症，也會使臉部出現疼痛的症狀，因此必須像Y女士一樣接受各種檢查，以確認所患何病，如果沒有其他異常，只出現疼痛的症狀，就可以診斷爲三叉神經痛。

三叉神經痛發作時，雖然有時會使臉部痛得扭曲變形，不過一般不至於發生痙攣或麻痺的現象。

對於外行人而言，臉頰一發生疼痛或者扭歪，便說是「顏面神經痛」。

雖然三叉神經痛亦會發生在臉部，但是不能說成顏面神經痛，這兩種神經痛的性質是不同的。

司掌臉部痛癢的神經稱爲「知覺神經」。相對的，掌管臉部肌肉的運動是運動神經。因此，臉部肌肉的晃動或抽筋，皆爲運動神經的作祟。

因爲運動神經不會感覺痛、癢，故稱爲「顏面神經痛」，在醫學上有很大的錯誤。

*三叉神經痛是如電話亂線般充滿雜音的刺痛

至於三大神經痛的其他兩種坐骨神經痛與肋間神經痛，雖然神經的距離極短，但是由於途中不是混亂就是有危險物，因此易引起問題。其原因容下章敘述。在此只告知各位，三叉神經痛因神經錯綜在一起，所以容易產生混線。

關於運動神經與知覺神經，於下章說明。在臉部的三叉神經擁有顯示表情所需的運動神經，以及感受味道的感覺神經，都需要在狹窄的空間中全部回轉。

由於三叉神經掌管皮膚的感覺，所以只要患了皮膚上的毛病，便會感到疼痛。如果拿電話機作比喻，話筒連著皮膚，由電話線通向腦部，當我們說：「喂！今天外面好冷」時，線路突然在中途混線而發出雜音。

也就是說，電話線在配線上配得密密麻麻後，由於使用次數太過頻繁，使電話線受損，造成線路裸露在外，所以在接觸其他的電話線時，使原本互不相關的電話，在半途滲入極激烈的雜音。

所以說，雖然三叉神經痛的次數不及坐骨神經痛，卻以極度的疼痛而著名。

＊被誤診為肋間神經痛，結果延誤病情的會長

M先生在六十九歲時，便把董事長的寶座移交給兒子，改當總裁，在幕後操縱公司的經營，而今年他已七十二歲了。他能幹又喜好提拔後進，卻又常心焦氣急，是最適合經營者的性格，他白手起家，將私人商店擴展爲公司組織。一日，在公司突然心痛而昏厥過去，由救護車送到醫院。

在醫院檢查的結果，發現他有嚴重的心肌梗塞，雖然沒有「生命危險」，還是要住院觀察治療。

事實上M先生自五、六年前心窩就常如針刺般的疼痛，由於痛楚很快的消失，所以誤以爲「大概是肋間神經痛」而延誤就診。

M先生誤以爲的肋間神經痛，可能就是狹心症。由於平日忙於事業而忽略了健康檢查，以至無法早日發現，最後竟轉變成了心肌梗塞。

肋間神經痛與狹心症的疼痛方式雖然不同，卻都能在短時間內消失無蹤，因此M先生才會誤以爲是神經痛。所幸，心肌梗塞第一次發作爲中程度，所以救回一命，若換成大發作，後果不堪設想。像現在心臟病司空見慣的時代，被誤診爲肋間神經痛而喪命的人，想必寥寥無幾吧！

＊二、三十歲的青年也會發生肋間神經痛

雖然三叉神經痛與坐骨神經痛是老年人的專利，但是，二、三十歲的青年也可能罹患肋間神經痛。

有一次，一位二十一歲的大學生因胸部痛而至醫院求診，他說在一個月前曾患感冒，在病癒之後卻發現只要深呼吸胸口便刺痛。他是位高瘦英挺的青年，在胸腔X光片與心電圖看來一切正常。

疼痛是由於肋間的神經根受損所致，而這種情形與年齡無關，是屬於年輕性神經痛。說不定是由於他從小學開始就一直坐著K書，在坐姿方面亦未伸直脊髓而是駝著背所致。

脊椎是由頸椎、胸椎與腰椎等三椎所構成，而胸椎從外觀看來很像是由三～四公分積木狀的骨頭堆積而成。

在骨與骨之間有神經根，成束的神經由此而出，若支撐脊髓的肌肉惡化，或者姿勢錯誤的話，有時會刺激到神經根，因此產生痛感。

由於老年人的肌力衰退，無法伸直背肌，自然成了駝背。不過，年輕人駝背或者脊椎側彎的人也不少。

昔日，一提到胸部有毛病，就認爲是肺結核，只要提到胸部的疼痛，準被視爲失戀的下場。但是近來卻不怎麼流行這兩種胸部的疾病。

有些大學生來求診時說：「胸口有點痛，我很擔心。」

大部分的情形都是檢查不出病因，也不像失戀病。我想很可能從小在過分保護下長大，沒有「忍痛」的習慣，因此只要稍微疼痛便感不安，迫不及待地與醫師洽談，換了上一輩的醫師，可能會說：「你罹患肋間神經痛。」但是在醫學進步的現代，想要成爲「醫外的名醫」，真是難如登天。

＊感冒時常會引發肋間神經痛

肋間神經是掠過胸部各肋骨之間的神經，也是從胸髓分出的約十二對左右的胸神經分枝，堪稱人體內分布最廣泛的神經。由上擴張至胸部，下至腹部。由於數目太多，分布又廣，所以不論是發生在何部位，皆有可能誤診爲「肋間神經痛」。

肋間神經痛除了分布範圍廣泛之外，因爲是由各種病症所引起，以往常常成爲疑難雜症的代名詞。

舉凡「妾身不明」的胸痛，一律歸納爲「肋間神經痛」，似乎成爲司空見慣的事。雖然肋間神經痛在三大神經痛中感覺最曖昧，不過使用上也最方便。

肋間神經痛的特徵爲從脊背沿著肋骨產生强烈的痛感。依患者所言：「痛的無法呼吸」或者「每次呼吸皆有錐心之痛」，尤其在感冒之後「一咳嗽就痛」。

廣布著肋間神經的胸部、腹部，擁有心臟、肝臟、胃、腸、肺等，扮演維持生命的重要角色的器官。這些内臟器官的毛病常會引發神經痛，必須明確的加以辨別。

或者因年紀漸大而開始駝背之後，肋間神經容易受壓迫而引起疼痛，訴苦患者的增加也就在所難免。

在進入二十一世紀、逐步邁向高齡化社會的時代，「帶狀疱疹」被視爲社會上的問題病症，所以不難預料，使神經受損的疾病之副產品——肋間神經痛，將會成爲頭條新聞。

3 引起神經痛的「神經」話題

——何謂「神經」——

*「神經」是解體新書製造的和式漢字（日人稱中文為漢字）

詞義廣泛，我們經常會脱口而出的「神經」，其實是杉田玄白所製的和式漢字。杉田玄白翻譯、出版了『解體新書』，另外還著有『蘭學事始』（荷蘭醫學入門）一書，是著名的荷蘭醫生，不過，他是「神經」二字的催生者卻鮮爲人知。

「神經」一詞的創作靈感是來自「神氣的經脈」的中國字，由神氣的「神」與經脈的「經」搭配而成。因此，中國字裡本無神經二字，這是杉田翻譯荷蘭文Ceynee 的和式漢字。

在現代我們習慣稱之爲「神經」，尋覓它的語源，就是完美結合中國醫學的經脈與西洋解剖學的新造語。

至於『神經』這句詞彙的用法，我認爲大家並沒有正確的理解便隨意的濫用。例如，罵表現差勁或者不機靈的人「腦神經交錯」，其實按醫學真正的説法，腦神經應該是屬於末梢神經。

或者雖爲心臟的問題，卻把容易緊張的人說成「神經質」，把精神的疲勞說成「神經磨損」。

雖沒必要將全部的談話都冠上醫學的正確名稱，但如果能對神經構造與功能進一步的認識，就能正確的掌握與神經痛有關的疾病，並防範於未然。

＊神經是連絡、調節身體內外的「生命之源」

我們的身體由無數的細胞與組織構成，這些細胞與組織井然有序的運作，成爲人類賴以維生的動力。

爲了保持體內的組織、細胞以及器官的秩序，彼此必須取得密切的連絡，互相調節，而擔任此一調節任務的，就是神經系統及內分泌系統（賀爾蒙）。

神經系統所扮演的角色是伸張全身的神經纖維、收集情報，然後配合情報，向全身傳遞各種指令，使身體與四周環境維持平衡，並且保護身體免於遭受危險。

人類神經的功能可略分爲支配人體內臟器官的內臟性神經系統（植物性神經），與人

腦脊髓神經

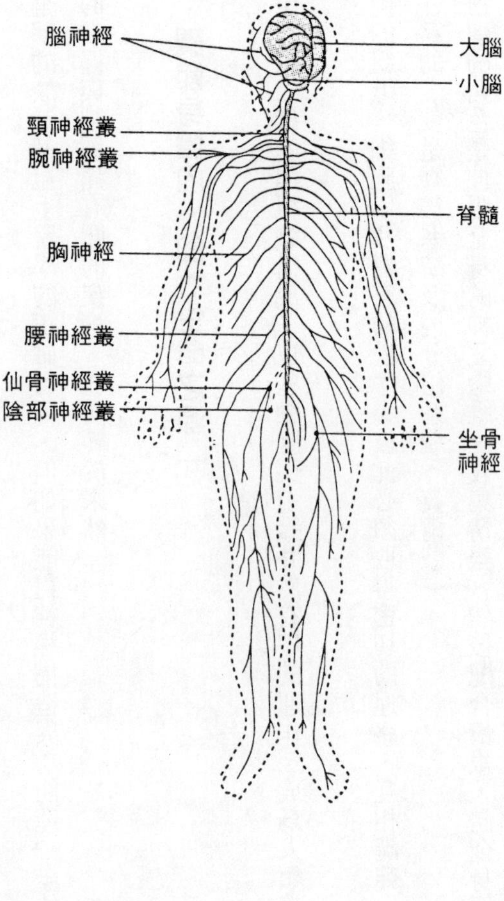
腦神經
大腦
小腦
頸神經叢
腕神經叢
脊髓
胸神經
腰神經叢
仙骨神經叢
陰部神經叢
坐骨
神經

全身的末梢神經與脊髓神經

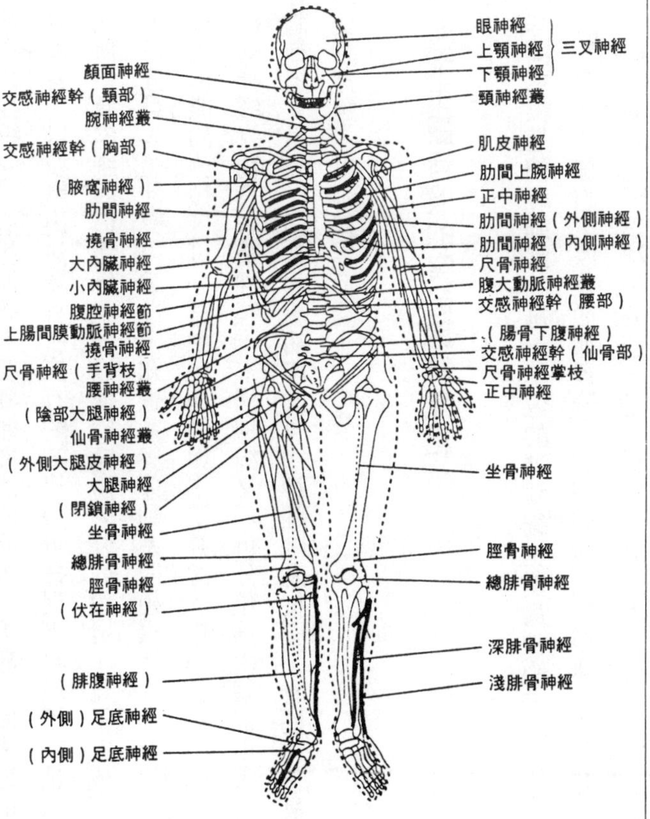
眼神經
上顎神經
下顎神經
三叉神經
顏面神經
交感神經幹（頸部）
頸神經叢
腕神經叢
交感神經幹（胸部）
肌皮神經
肋間上腕神經
（腋窩神經）
正中神經
肋間神經
肋間神經（外側神經）
撓骨神經
肋間神經（內側神經）
大內臟神經
尺骨神經
小內臟神經
腹大動脈神經叢
腹腔神經節
交感神經幹（腰部）
上腸間膜動脈神經節
（腸骨下腹神經）
撓骨神經
交感神經幹（仙骨部）
尺骨神經（手背枝）
尺骨神經掌枝
腰神經叢
正中神經
（陰部大腿神經）
仙骨神經叢
（外側大腿皮神經）
坐骨神經
大腿神經
（閉鎖神經）
坐骨神經
總腓骨神經
脛骨神經
脛骨神經
總腓骨神經
（伏在神經）
深腓骨神經
（腓腹神經）
淺腓骨神經
（外側）足底神經
（內側）足底神經

體性神經系統（動物性神經）。這些神經若要發揮機能的話，則須靠身體表面的皮膚或者眼、耳、鼻等感覺器官，以及體內諸器官所擁有的知覺裝置捕捉來自環境的情報，經過分析後，以指令方式傳給肌肉細胞與纖細胞，以便因應體內外的環境，爲了完成這項任務，神經系統在功能上可分爲人體性與內臟性、知覺系與運動系四種機能。

神經系統若按照形態的分類，可分爲中樞神經與末梢神經。中樞神經指的是腦部與脊髓，而在其中進出的神經就稱爲末梢神經。末梢神經又可再分類爲由腦部出入的腦神經，由脊髓出入的脊髓神經。另外，司掌內臟功能的自律神經，是從腦、脊髓兩方發出，再分成交感神經與副交感神經，以維持生命。

*神經細胞靠如千手觀音般的突起取得連絡

構成神經的基本單位是神經細胞。每一單位的神經細胞稱爲神經元（neurone）。所謂的神經元，是由一個神經細胞，以及從那裡分出的神經纖維所構成，也就是由樹狀突起與軸索突起形成。軸索突起也稱爲神經突起，是一種細長狀的突起；而樹狀突起則擁有如千手觀音般令人眼花瞭亂的短手。

神經細胞之所以擁有這般多的手，主因是神經無法獨立運作所致。不妨這麼說，如果閉門造車，將無法傳遞正確的情報，爲了與各方取得連絡，才使這種突起接觸其他的樹狀突起，或者直接接觸神經細胞。

軸索被許旺氏細胞（schwann's sheath）與稱爲髓鞘質（myelin）的被膜所包圍，而包含這被膜在內，就形成了神經纖維。髓鞘質的功用正如保護電線的橡皮或塑膠等絶緣體。它可以避免軸索將訊息立刻傳遞給身邊的軸索而引起混亂，藉此保護神經纖維。這種髓鞘質愈厚，絶緣效果愈好，能夠順暢的傳達通過神經的情報。

在前章坐骨神經痛的部分已經簡單敘述過，坐骨神經長一公尺以上，約鉛筆的粗細，是人體中最大的神經。

這又長又粗的神經，是由許多的神經纖維所構成，各纖維被膜牢牢覆蓋著。類似坐骨神經那樣一個單位大的神經，若沒有被絶緣效果高且厚的髓鞘質覆蓋，因距離長，相對的也容易發生毛病。

將坐骨神經切成輪狀，用顯微鏡觀察，雖然粗細不一，卻像麵束一般將神經纖維塞的密密麻麻的。神經纖維的髓鞘質是由白色的脂肪性物質所構成的鞘質。在坐骨、肋間、三叉神經等神經痛著名的部位，因爲聚集太多被此鞘質覆蓋神經纖維，所以呈現出白色。

另外，因身體各部分的差異，或多或少都會受到情報的影響，因爲該部分的神經細胞的軸索没有鞘質（無髓神經），所以顏色改變成灰白色。

*腦神經與脊髓神經的末梢神經涵蓋了全身的運動知覺

如前所述，末梢神經是由體性神經（腦神經與脊髓神經的組合）與內臟神經（自律神經）所構成，而體性神經又有知覺神經與運動神經二種類。以下要說明的是全身末梢神經的分布狀態。

首先，腦神經是指出自腦部的末梢神經，雖然通過頭蓋骨的孔穴而出，但是大部份分布在頭部。

由腦神經控制的是頭部的感覺器官、眼、耳、鼻等知覺與運動，另外一部份還支配內臟器官。

腦神經有左右十二對，其中有視神經與嗅覺神經，幾乎與神經痛無關的神經，或是顏面神經、中間神經、下咽頭神經等與神經痛息息相關的神經，種類五花八門。

脊髓神經共有三十一對，分布於全身，掌管從頸部到手足的皮膚、肌肉、知覺之調節。

這三十一對的內容是：頸神經八對、胸神經十二對、腰神經五對、仙骨神經五對，尾骨神經一對。在這三十一對中，與神經痛有關的包括出自胸髓的肋間神經、出自腰仙髓的坐骨神經，以及出自頸髓的正中神經、後頭神經等。

*末梢神經有感、動兩種類

末梢神經有知覺神經與運動神經兩種。其中的知覺神經如果由皮膚感受到冷熱痛等刺激，會傳達給腦部。至於接收神經痛的疼痛訊息，則屬於知覺神經管轄範疇。相對的，運動神經是將指令傳給腦而移動手足或身體的神經。

雖然這二種神經並行掠過，卻與電車北上線與南下線的逆向傳遞方向不同。知覺神經是由皮膚、指尖等身體的末端、末梢，逐步往腦神經、中樞神經移動，所以是「北上線」

神經與刺激的流程

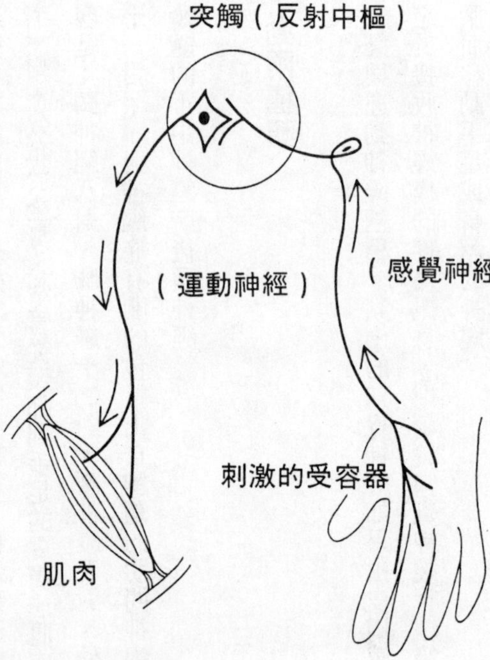
突觸（反射中樞）
（運動神經）
（感覺神經）
刺激的受容器
肌肉

神經元和突觸

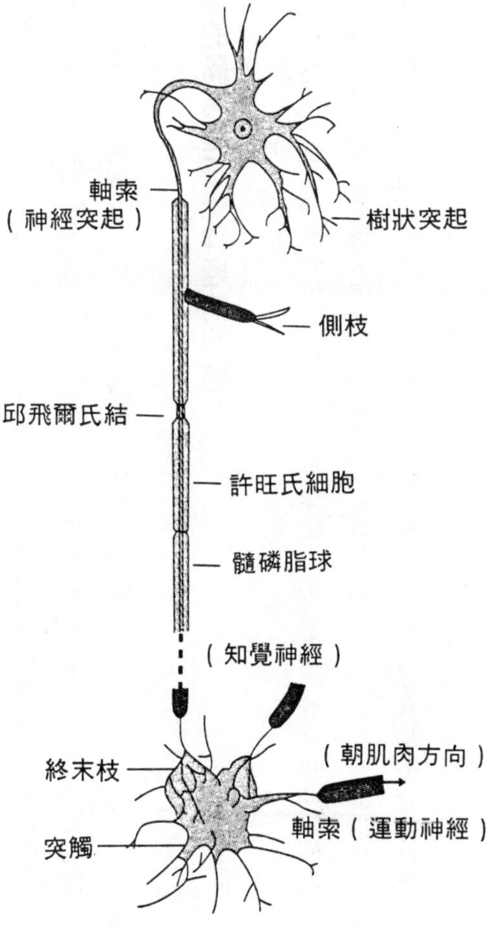

。而運動神經則是由中樞向末端發出指令的「南下線」。

再進一步以知覺神經來說明。

假如手指碰到某種熱的東西，「哇！好燙」的感覺會由指尖傳到大腦，腦部就下達「放開手」的指令，我們便立刻將手指移開，可是其中也不乏上下線連絡不良的例子，雖然接收到離開燙手物品的指令，卻無法立即將手移開而受傷。

＊感覺疼痛的痛點是感覺神經的起站

知覺神經有表面知覺與深部知覺兩種。至於神經痛，是離皮膚最近的感覺神經之痛。另外，皮膚的感覺可分類為觸覺、溫覺、冷覺、痛覺等四類。

我們會感覺熱、痛，都是由於皮膚上的各個感覺點，從這些感覺點來感受各種不同的熱冷觸痛。

皮膚到底有多少感覺點呢？可確定每一平方公分的皮膚之中的觸點為二十五，溫點為〇～三，冷點為六～二十三，而痛點為一〇〇～二〇〇。顯而易見的，痛點佔壓倒性的多數，全身分布的痛竟高達二〇〇～四〇〇萬點。痛點在男女之間有或多或少的差距，女性的痛點較男性爲少，所以男性對痛覺也比較敏感。

另外，太瘦與太胖的人，雖然痛點的數目一樣，但還是有些許的差距。胖的人對痛較遲鈍，可能因爲胖的人皮膚表面積較廣所致。

疼痛是因表面知覺的痛點受刺激所引起，透過末梢神經的感覺枝，把痛感傳到腦部。這就是手指切傷或者因碰撞而引起的内出血等一般性疼痛的起因。而神經痛是知覺神經在通向腦的途中發生毛病才引起的。

一般的疼痛是以痛點爲起站，以腦的中樞爲終站。可是，神經痛並不是從起點開始，而是在半途的線路中引發。

＊痛點的直徑小，連針灸高手也束手無策

據說，把痛感傳遞給腦中樞的知覺神經只有二、三微米。一微米爲一毫米的千分之一。我們無法看出它到底有多細。理所當然的，痛感發源地的痛點，也是以微米爲單位。

話離本題，據説中國針灸的行家與外行之間有極大的差異。外行的針灸師下手時很痛，由高手來操刀則不覺痛。

各位也許認爲行家懂得避開痛點，其實不然，中國的針再細小，也不是微米爲單位，而一平方公分的痛點竟多達一〇〇～二〇〇個。無可諱言的，儘管中國的刺針極爲細小，還是無法避開痛點。由此可見，行家超人之處是與痛點毫無關係的。

非常細小的神經成束在人體游走，並到達腦部。而這成束的知覺神經分別稱爲坐骨神經、肋間神經、尺骨神經，所以在神經束的支配範圍中發生的疼痛就叫坐骨神經痛、肋間神經痛。

亦即，各神經痛的名稱是以成束的神經來命名。

*電話線束整齊有序的掠過

密集分布在一平方公分中的感覺點成爲知覺神經束時，觸覺是觸覺、冷覺是冷覺、痛覺是痛覺，按各覺的功能安排成束，分別進入不同的終點。

感覺點的分布狀態

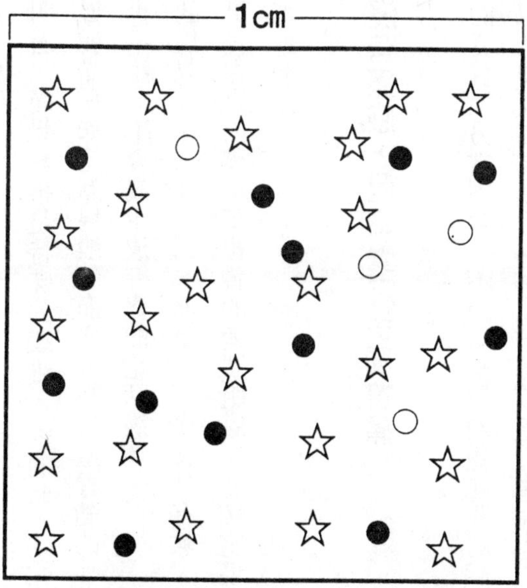

☆痛點　●觸點　○冷點

在每$1cm^2$的皮膚中，分別有痛點100～200、觸點25、冷點6～23、溫點0～3。痛點佔絕大多數。

比如說，身體的右側感到壓迫感，則會朝脊髓的右側上升，但是痛覺卻意外地從左側上升，如此的各不相同。

在前章說明過，痛覺纖維是特殊的纖維。疼痛時，皮膚上有一組稱爲痛覺點的電話機，疼痛的感覺就從那如電話線般的痛覺神經通過脊髓的外側，傳達到腦的中樞，而這電話線是痛覺的專用線，不會誤用成冷覺的電話線。

如果全部的線混合在一起的話，那麼神經痛就具有熱、冷不同等性質，成爲一種錯綜複雜的感覺，最後在體內構成了複雜的網狀組織。各細胞妥善地安排自己的任務、功能，使我們的知覺不致混亂。

*幽靈的手沒有痛感，但幻覺之手卻會痛

關於幽靈的真實性另當別論，不過幽靈與幻覺在我的感覺中非常接近。

我們可料想到神經痛與幽靈之手、幻覺之手是完全不同的。關於幽靈的故事不勝枚舉，卻從未聽說幽靈的手會痛。不過，活人如果意外切斷了手，已經成爲幻覺的手卻會感

覺疼痛。

此種現象稱爲「幻手痛」，也就是說，與幽靈一樣，不存在這世界中的幻覺之手，也會掠過疼痛。

幻覺之手的疼痛也屬於神經痛的範疇，這種原理就如同電話機與電話線的關係一樣。例如，將拇指部分的感覺神經訂爲五號，即使受了外傷，手已經消失不見，但原來掠過手部的五號神經，卻還會殘留在體內。

也就是說，雖然五號的電話機已經解約，但其電話線卻殘留一半，一直連接到腦部中樞，因爲神經痛不是電話機的故障，而是電話線發生障礙，所以電話線只要一受刺激，幻覺之手的拇指便會感覺疼痛。所謂的拇指，原本是擺放電話機的位置，所以即使拇指斷了，神經的感覺依然存在。

正如本書最初寫的一樣，「神經痛是活人的證明」。

4 神經痛也有其個性

——神經痛的病因與高危險群——

＊老年人多罹患舊型神經痛

當神經痛成爲老人病的代名詞時，人們常言：「若患有神經痛就完蛋了。」神經痛與我們的身體長相左右，可是隨著醫學的進步，舊型的神經痛已逐漸減少。

仔細一想，我們對痛的疑問難免會不斷的增加。例如，因爲神經感到疼痛，所以不免懷疑神經以外是否也有痛感，或者是神經本身也會痛嗎？神經徹底被磨光了就不再感痛嗎？

昔日所謂的神經痛，大部分皆有明顯的病因，也因而分別命名。另一方面，也有很早就查明病因的神經痛。病因易懂的神經痛，也就是有原因的神經痛，稱爲症侯性神經痛。這種神經痛不久老少皆有發病的可能。

例如，腦腫瘍、癌症等，會引發神經痛的疾病不勝枚舉。由於腫瘍等直接刺觸神經纖維才導致神經痛，一般容易觸及神經的有三叉神經、從頸髓分出的末梢神經，以及從腰髓分出的神經等。

這些痛覺雖與神經痛很像，可是發生原因卻大不相同，若歸納爲神經痛，似乎有點牛頭不對馬尾。

總而言之，說法曖昧、原因不明的神經痛，以老年人居多，所以被認定「對風溼、神經痛有效」的溫泉，就頗受銀髮族的青睞。

雖然神經痛的病因已經水落石出，也分別加以整理，但是罹患神經痛的人數仍不斷增加。換句話說，神經痛是銀髮族社會的副產物，因爲昔日的平均壽命短，所以能活到罹患神經痛的老年人不多，而最近研究出爲何神經痛以老人居多的原因。

如此看來，神經痛是由血管與骨骼的老化所引起，是伴隨著年紀增長的生理現象。以下就說明血管與骨骼的老化是如何成爲神經痛的元凶。

＊因動脈硬化，老年人常見三叉神經痛

由於臉部出毛病而擔心是否是三叉神經痛。如前所述，三叉神經是知覺神經，分爲三枝，支配臉部附近的皮膚。三叉神經痛是因爲三叉神經本身受到損傷所引起的疼痛。

三叉神經痛會突然向臉部掠過數秒，甚至數分鐘的激痛，也有人在低下頭，或者擺出特定的頭部位置時才會產生疼痛。

一般而言，痛感是點滴在心頭的感覺，外人無法體會，不過，因爲三叉神經痛的疼痛太過激烈，連日常的活動與生活都會受到限制，所以無法躲過旁人的眼光。例如，有人痛的無法洗臉，食不下嚥，變得蓬頭垢面，甚至有人因疼痛次數頻繁而骨瘦如柴，性格變得陰沈。由於這是老化所引起的，中年人發病的機率當然也隨著年齡的增加而提高。

動脈硬化是引起三叉神經痛的主因。如果動脈硬化，則血管會變硬、變粗，嗶！嗶！嗶！的接觸並排掠過的知覺神經，產生痛感，所以其正確的病名應該是動脈硬化引起的三叉神經刺激症狀，只不過傳統的名稱比較容易理解，所以才叫做三叉神經痛。

三叉神經痛是由動脈硬化所引起的，這個發現比起究明癌症的原因簡直是小巫見大巫。其實在神經醫學領域中，這是非常了不起的發現，神經痛的病因不再「妾身不明」。

臉部的三叉神經是腦部而至臉部，神經由腦的中樞出來後，掠過腦的表面而出去，在途中與血管並行掠過。

另一方面，動脈硬化是全身血管引起的全身疾病。但是在三叉神經痛中，動脈硬化主要是因三叉神經纖維與動脈並行掠過，觸及神經所致。

一般人對動脈硬化的狀態没有多大的認識，嚴重的動脈硬化，名副其實的堅硬異常，大動脈在解剖時，連剪刀也剪不斷，如同石頭般的堅硬。如此的動脈觸碰到知覺神經當然會痛。也就是說，年輕人的血管較柔軟，所以不易引起三叉神經痛。

既然動脈硬化是三叉神經痛的主因，所以防止動脈硬化，就是預防三叉神經痛的辦法。關於如何預防，請容下章詳述。

＊有時三叉神經會受到腫瘍的刺激而產生痛感

從腦幹分出的三叉神經，由腦的側頭部而至臉部。但是側頭部附近若形成腫瘍，就會出現與三叉神經痛混淆不清的症狀。我最近遇到了這樣的患者。

三十歲的S先生，是某企業營業部的上班族，在決算期剛過的三月中旬，舌頭的一側突然發生激痛。由於S先生有齲齒，因此他認定這一定是牙痛，而至附近的牙醫診所看病。看過口腔的X光照片並未查出有何異狀，雖然暫時不痛了，可是再發作時，則連吃飯都有問題，不僅如此，連打噴嚏、咳嗽、轉動脖子時也都會產生刺痛，而發作的間隔也逐漸縮短。

S先生眼見事態嚴重而開始坐立不安，經過同僚們的勸告改至口腔外科就診，可是醫生告知他並沒有現代流行的顎關節疾病，結果還是無法查出病因。

他心想說不定應屬於內科，而至內科問診，可是病因仍舊不明，醫生的診斷曖昧，只說可能是過度操勞所引起的，如此繞了一大圈才到我這兒。S先生的症狀分明是三叉神經痛，由於三叉神經痛大多是中年之後才會罹患，所以在三十歲左右發病未免過早。不過在檢查過程中，我發覺他舌頭的反應稍微遲鈍，我大感不對勁，立刻以MRI檢查，結果在三叉神經從腦出來的部位發現腫瘍，還相當年輕的S先生雖然沒有動脈硬化的現象，但是腫瘍若觸及到三叉神經，就會產生與三叉神經痛類似的症狀。

很遺憾，S先生來就診時，似乎有點爲時已晚，如果腫瘍還小，可以輕而易舉地就取出，但若在腫瘍已經相當龐大時才發現，這時如果取出的話，容易傷到臉部的神經，而且會殘留後遺症。

可是也不能置之不理，因爲腫瘍會愈長愈大，而且可能會引起神經麻痺。所以在後遺

三叉神經的分布

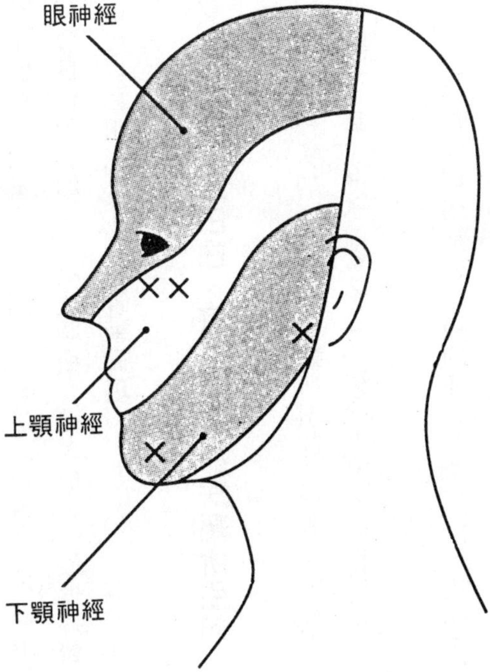

×：壓痛點

症不可避免的心理準備下進行手術，很遺憾，S先生因顏面神經的異常而有重聽的後遺症。當然，若放置不管，則會引起嚴重的神經麻痺。

腫瘍是如何產生的？原因不十分明確，只知道是DNA發生突變而增殖。不過，如果像S先生那樣，屬於良性腫瘍的話，只是體積會變大罷了。最近拜醫學的進步之賜，在腫瘍的形成初期，便可以藉由MRI等檢查來發現。

*二次性的三叉神經痛，是由齒、耳、眼等的疾病所引起

如前所述，隱藏著某種疾病，由這種疾病所引起的症狀，就稱之爲二次性的三叉神經痛。一般是以臉部的眼、耳、鼻（副鼻腔）、牙齒等附屬器官爲首，有時也會因腦部疾病而引起。

總而言之，有原因的疾病與三叉神經痛的症狀非常相似，故亦有被誤診成三叉神經痛的可能。有些三叉神經痛被懷疑是蛀牙，平白拔了好幾顆牙齒，這是很悲哀的，牙齒幾乎被拔光了，還是照痛不誤，最後才找上我。

【　不正確的神經痛常識❻　】

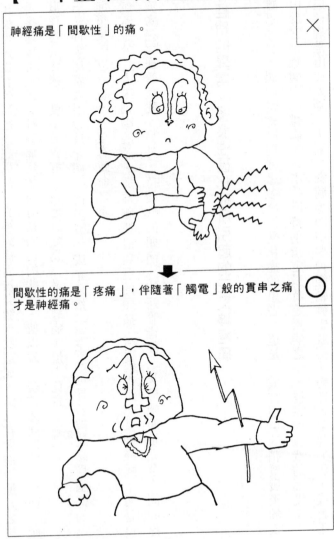

×

神經痛是「間歇性」的痛。

○

間歇性的痛是「疼痛」，伴隨著「觸電」般的貫串之痛才是神經痛。

相反地，也有牙痛被誤認爲是三叉神經痛而被介紹來我這兒，結果在牙齒治療好之後便不再疼痛，可見三叉神經痛與牙齒有很密切的關係，所以說，若當牙齒碰觸到東西，產生了發作性的疼痛，就不分青紅皂白地診斷爲三叉神經痛，這未免言之過早。

三叉神經痛若被誤診爲牙病，頂多被「拔光牙齒」罷了。可是若被誤診爲腦部的疾病，則後果不堪設想，甚至有致命之虞。

倘若是外行人來判斷的話，那種脈搏般典型的頭痛，可能不是三叉神經痛，而是發炎，或者是腦血管病變。另外，持續性的頭痛、沈痛等皆與三叉神經痛是完全不同的疼痛。

*神經鞘的異常、多發性硬化症所引起的三叉神經痛

雖不多見，偶而也會發現罹患多發性硬化症的患者。這是形成神經束的鞘質發炎的疾病，由於它是難病中的難病，日本政府特別指定爲特定疾病之一，提供醫療費的補助。

這種病是由於大腦、小腦、脊髓等的中樞神經鞘發生脫落、變性，引起失明，或者手

腳麻痺等。

其變性、脱落是名符其實的多發性。在暗地裡出了很多的小毛病。症狀之一是三叉神經痛的發生，由於這時的三叉神經痛是神經受損所造成，因此可說是本態性的神經痛。

雖然多發性硬化症的原因仍舊「妄身不明」，不過有種過敏症的説法。所謂的過敏症，是一種免疫系統的疾病，而免疫就是自己的身體與外敵對抗的機能。所以此功能是對自己寬容，對敵人格外嚴厲。

這種性格與世上的凡人很相似。同時它也是人類生存時不可或缺的性格。

但是，不知爲何此免疫功能卻發生對自己嚴厲，有著敵我不分的傾向。

例如，免疫功能爲了擊退麻疹的濾過性病毒，會連本身的神經鞘一同消除。在引起過敏的抗原裡，有一種名叫共通抗原的物質。它認爲神經鞘的蛋白質與濾過性的蛋白質相同，所以才瞄準共通抗原的鐵砲來襲擊自己。

換言之，也就是自己尋找免疫疾病。

如果淋巴球進攻神經的神經鞘，可能就會罹患多發性的硬化症，引起運動傷害與知覺傷害、視覺傷害等。所以，多發性的難病中的併發症才是沈疴。

*頸椎異常所引發的後腦神經痛

後腦神經是從頸椎的二號及三號區分出來。從「後腦隆起」沿著各支線，來到側方的一~二公分之處，相當於各大、小後腦神經出口。而神經痛的患者就是在這出口處有一硬塊，強壓便痛。

所以，當後腦部的一側忽然發生刺痛時，大家就會脫口而出——後腦神經痛。後腦神經是貫穿薄筋而出的神經，常會伴隨著首筋的脹痛及硬塊，所以被認為是腦中疾病的反射。

診斷時可在這裡注射少量的麻醉劑。若是後腦神經痛的話，則痛感立刻消失，可是若誤診爲腦血管方面的疾病，那可就危險了。

因此，正確的探索病因、詳細診斷、及早治療都是極爲重要的。

*隨著醫學的進步，上臂神經痛的名稱也有變化

腕神經叢的神經痛是指肩胛附近的神經痛，它會令患者抬不起手來。從脊髓上面一直延伸到臂部的神經，成束構成腕神經叢，結果因末梢神經受損，才會在肩膀至上背、上臂的附近引起神經痛。其特徵是：在最初非常疼痛時，會引起肌肉的萎縮，故此時需位依賴特效藥，但棘手的是：醫生到底知不知道這是什麼毛病。

有位著名的神經內科醫生，他在幾十年前發現年輕男子的上肢有肌肉萎縮的現象。於是以發現者命名叫××型肌肉萎縮症。後來經過衆多學者的研究，出現了各種不同的意見，認爲不是屬於神經的病痛，而是頸部骨方面引起的異常狀況。很多患者以爲這是神經內科的醫生發現的，所以一致認定是屬神經的毛病而到此看病。可是到頭來才曉得應至整型外科就診才對。

我講此事的目的，是想讓讀者明白醫學是日新月異的。

如此看來，我們對於神經痛還有很多的誤解，以及不明之處，因此從今以後不能再對

神經痛抱持著一成不變的看法。

近來醫界大都不使用上臂神經痛的名稱，但在以前，都像上臂神經痛、肩神經痛、手部神經痛等例子，某部份疼痛便以其部位爲神經痛的前名。可是最近認爲肩部或上肢疼痛都是因神經脊髓分出的經路受到損傷所引起的，所以才能做出正確的部位診斷。

*肋間神經痛多是由脊椎變形所引起

脊椎是由頸椎、胸椎與腰椎等組合而成的。其中胸椎是由三~四公分的骨骼堆積成積木狀，從每個胸椎間一直連出神經束。由於處在末梢神經根，所以也稱爲神經根。可區分成三個系統，①頸椎至上肢，②從胸椎至胴全體，③腰椎至下肢。

胸椎一共有十二個。其中常引起神經痛的是五號與六號，或者是十一號與十二號。至於肋間神經，則是沿著肋骨通至肋間，一支支分出去。

形成肋間神經痛的原因大多是姿勢不正確，或者由於肌肉過於虛弱，導致脊椎彎曲或產生變形性脊髓症，使得神經根受到壓迫，不過，有時也有不明其因的情形，在胸椎間的神經根受到刺激而產生痛感，這就是所謂的肋間神經痛。

雖然肋間神經痛的病例没有三叉神經痛與坐骨神經痛那麼多，但其痛感比起它們毫不遜色，就像有人走過自己的身旁，在胸部肋骨之間掠過一陣橫行的遽痛。

由於肋間神經不像其它的神經，會成束的通過肋間，是一根根地伸出，以致於病例不勝枚舉，而痛感也額外地加劇。

關於肋間神經痛，必須特別注意的是可能會誤診爲其他的疾病。由於肋間神經會經過胸部、心臟、肺等重要的器官，因此也容易誤診爲那些器官的疾病。例如，肋膜炎、心肌梗塞、自然氣胸等疾病。

氣胸是因空氣下漏於肺所引起的肺萎縮。從前多由結核病所引起，而最近發現二十歲左右的年輕男子也很容易發生，雖説肺部毫無疾病，但肺的自然破裂便會使「真正自然氣胸」的病例增加。

自然氣胸、肋膜炎、心肌梗塞等疾病發作時，若置之不理的話，有時會有性命之虞，所以肋間神經痛比其他的神經痛更需要愼重處理。相對地，罹患這些疾病的人，就更易引起肋間神經痛相同程度的痛。

*肋間神經痛以二次性發作為多

胸部痛時，腦中即刻閃過是肋間神經痛的念頭，如果是外行人，絕對無法分辨。其實肋間神經痛並不像一般人所想的那麼複雜，是屬於心臟病或胸肌痛、脊髓的疾病，尤其常因癌症的轉移、呼吸器官疾病的二次性發作所引起。所以當胸部發生刺痛而去就診時，如果被診斷爲肋間神經痛，萬萬不可掉以輕心。

但是，假使檢查了肺及心臟等部位，都沒有發現任何異常，然後才判斷爲肋間神經痛時，則另當別論。要分辨肋間神經痛與其他疾病所引起的疼痛，在於其痛只是單方的，而且是受到呼吸運動影響的肋骨所產生的疼痛。

除此之外，是與包圍腦部的腦膜一樣，環繞著脊髓的髓膜。若脊髓膜或腦脊髓膜患了慢性的炎症，偶爾就會碰觸到神經根。

如此一來，就會產生與前述的多發性硬化症相似的症狀，引起慢性的肋間神經痛。這也就是脊椎膜發炎，引起腫大或變形，觸痛到神經的原理。

再者，如果感染了帶狀疱疹，濾過性病毒就會隱藏在知覺神經根中（知覺神經節）：受到某種誘因而再度活躍，並在神經的支配領域中長出帶狀水疱。若在神經分布範圍中引起强痛，此病很難醫治。

像這樣的原因很多，常會引起二次的肋間神經痛，所以絕不可自以爲是的說：「我患了肋間神經痛，所以要上醫院注射特效藥止痛，想不到醫師卻爲我照胸部X光片、做血液檢查、尿液檢查。」

殊不知愈是無法簡單斷定其爲肋間神經痛的話，其診斷手續愈是費時費事，所以肯追究病因的醫師愈是值得信賴。

＊手指會掠過一陣疼痛的手根管症候群

另外，還有一種手根管症候群。這是指支配手心知覺與運動的正中神經發生疼痛，此病例以女性居多。所謂手腕的韌帶，能夠强化關節，掌控關節的運動，具有彈性與纖維性。而神經則會穿過韌帶與骨骼之間，到達手掌，其中尤以拇指、食指、中指最容易遭受疼痛的侵襲，這是由於神經挾在韌帶與骨骼中間的緣故。
被挾住的原因是手腕使用不當。容易發生此現象的情形包括前述的「黃花閨女」，抑或像電腦操作員等長時間從事對手腕造成負擔的工作，或者從前是小倆口的甜蜜世界，等到小孩一出生，必須專心一意的從事育嬰工作，或是與公婆同住，一下子增加了許多家事等等。除此之外，人到了中年，由於賀爾蒙的變化，韌帶部位也容易被挾住。

*也有感覺麻痺的神經痛

一提到神經痛，我們容易誤以爲一定是痛，其實也有以麻痺的姿態出現。以末梢神經爲例，那是在成束的鞘狀物質（由好幾根一微米到二微米不等的細小神經纖維所組成）中形成腫瘍。等腫瘍變大壓迫、刺激神經時，便會覺得疼痛，若再進一步惡化的話，會引起機能消失症狀，導致毫無感覺。在此之前，會有痛感及麻痺感。
雖說腫瘍多屬良性，很少有惡化的情況發生，可以不必過於擔心，但是它會隨著時間逐漸變大，而在這段期間也會繼續保持著麻痺的病況。

麻痺有很多種，如跪坐時腳麻痺的觸電感，或者感覺遲鈍所造成的麻痺感等。其中以異常知覺爲最多。這又可分爲雖無碰觸，卻有針刺感、觸電感，或者在瞬間產生嗶！嗶！的異常知覺等各種類型，但無論是哪一種類型，皆是不同於痛感的麻痺現象。

＊神經本身出問題時，會有麻痺般的痛感

也許有些讀者會感到疑惑，痛感神經若因本身的問題而變性，結果將如何？也許有人認爲是神經壞了，才導致痛感消失，其實，引起神經痛的痛覺神經本來就是感痛神經，只要機能尚未全部損壞，就可以感覺到疼痛。

這種情況並不是受到如癌細胞那種特別的刺激，而是因周圍的環境所引起的。假如這種狀態一直持續，淋巴液便會感到疼痛。因爲疼痛一直持續，所以與其說是神經痛，倒不如說是持續性的疼痛。

糖尿病惡化的時候，會出現糖尿病性神經炎的併發症，這是神經中的糖份代謝不如理想的結果。患有糖尿病時，會引起末梢神經炎，以致神經變得過敏，直到整個神經真正損

壞爲止。

例如，以自律神經爲例，因爲經常呈現自律的狀態，所以指令會從中樞傳遞至末梢，並發出「打脈搏」、「呼吸」等指令。可是，若末梢神經受損的話，則會因神經被剝離而受到來自中樞的電氣般的刺激，此時如果碰到露出來的部位，就會產生痛感。

雖然沒有任何外在因素，僅僅是本身的刺激，但是若經常接收到一些外界的指令，就會引起混亂，產生麻痺感。

二十年前曾有位患者來求診，他告訴我他的神經痛更嚴重了，已經開始有麻痺的現象。由於當時對糖尿病的認知不如現今普遍，因此有不少人把糖尿病性神經炎誤認爲神經痛。

經營一家小印刷廠的T先生，四十歲之後開始罹患糖尿病，被其家庭醫師建議必須控制飲食。不過，T先生誤以爲只要少喝酒、少吃甜食即可，並不遵守飲食療法，只是一味地勤做生意。

但據說在十年前左右，他的手腳開始發冷，發生類似神經痛的徵兆，起初以爲只是腳痛，最近則又變成了麻痺，以爲是神經痛而來問診。在問診期間，他自承爲性慾減退所

【　不正確的神經痛常識❼　】

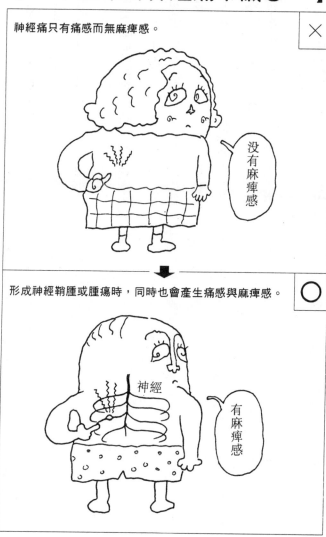

神經痛只有痛感而無麻痺感。 ×

形成神經鞘腫或腫瘍時，同時也會產生痛感與麻痺感。 ○

苦。但在拉塞格爾（Lasegue）測驗中並未出現坐骨神經痛的徵兆，反而在血液檢查中發現血糖過高，因此診斷爲糖尿病性神經炎而改掛內科。

這就是沒有按照指示進行醫療，延誤了十年以上，使得糖尿病更加惡化的實例。這是一般人常患的錯誤，不過，最後還是來接受治療，總算是不幸中的大幸。

*發生坐骨神經痛時，必定事出有因

從腰部到下肢，尤其是腳的內側，如果掠過一陣痛楚，就稱之爲坐骨神經痛。由於坐骨神經很少獨自產生疼痛，所以就有探究原因的必要。

很多地方是坐骨神經或坐骨神經根從脊髓伸出，或在行走的途徑中受到某種壓迫，或因外傷所引起。

坐骨神經痛以椎間盤脫出爲最多。椎間盤是在脊椎骨中間擔任緩衝的功能，常會因椎間盤變性脫出而壓迫神經根，或造成粘連現象。

醫學不發達時，椎間盤無法以X光照射來做診斷，因此只能以坐骨神經痛來命名。椎

間盤雖然柔軟，但一觸及神經，便會感覺疼痛。原因就是另一個部位的椎間盤發生異常現象。（即所謂的二次性神經痛）

例如，萬一椎骨壞了，椎骨與椎骨間類似坐墊的緩衝區會跟著消失，椎骨也會因而下降。這時，神經會卡在骨的「突起」部位而受到壓迫，並產生很大的痛感，這也就是坐骨神經痛的原因。

而椎骨落下的原因，有時是因椎間盤脱落，抑或是脊椎骨瘍壞掉所引起的，此外，像是癌症移轉到背骨，使骨部受損等，也都是原因之一。

其他一些全身的病痛，如糖尿病、酒精神經炎等皆是元凶。而疼痛產生的原因五花八門，例如，半蹲時腰部發生的痛楚，那種痛覺是當你坐下去之後再也站不起的疼痛，還有，如果長時間坐夜班車，下車時也會感覺腳部麻痺，或者在打高爾夫球時傷及腰部、足部等，情況各不相同。

激痛時全身會發冷、冒汗，也有人會覺得噁心、不舒服，種類不一而足。而疼痛的行進方向也大不相同，如在臀側單側、膝的後側、腿的外側等都有許多痛點。椎間盤脱出的話，就會因用力咳嗽而更爲加劇。

腰椎的構造

●腰椎的剖面
（橫剖面圖）

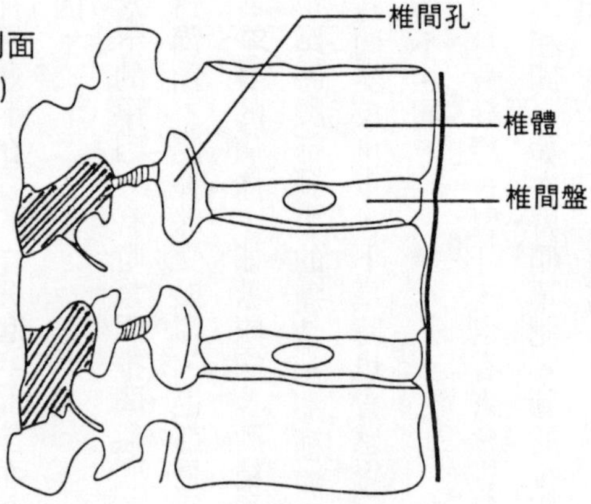

●腰椎的部面
（俯瞰圖）

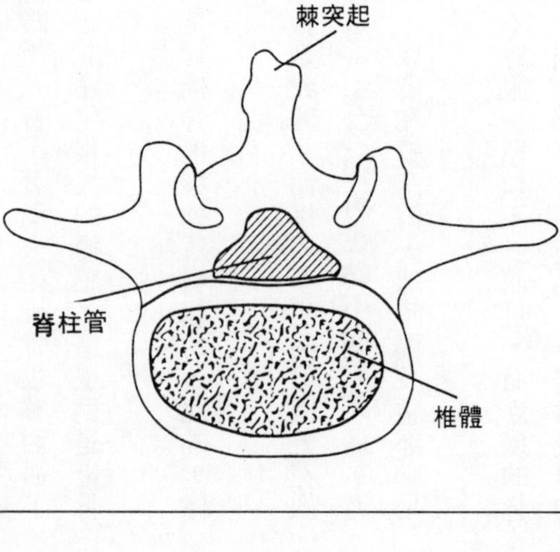

背柱的構造

脊柱（側面圖）

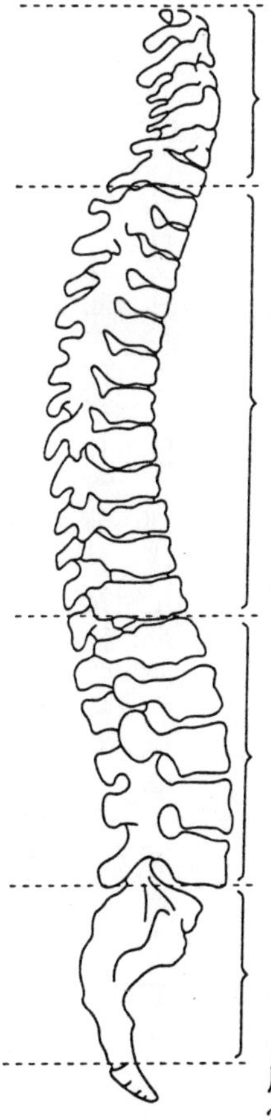

＊脊柱管狹窄症所引起的坐骨神經痛

坐骨神經痛是脊柱管狹窄症，會引起此症的病因很多。所謂脊柱管，是被椎體與棘突起所包圍之墜道狀的骨壁。顧名思義，外形有如一條中空管，脊髓通至管中。所以，脊柱管狹窄其實就是背柱管狹窄。如此一來，中間的神經會受到壓迫，使腰部或足部產生疼痛、麻痺，甚至使步行發生障礙。

尤其是脊髓以下的神經發生毛病，步行時腰部與下肢會產生疼痛、麻痺以及虛脱感，在途中便動彈不得。這時只要休息一下便可再行走，但是走了一會兒後，又會出現同樣的症狀要休息一下。這種狹窄症尤其常發生於腰部的脊柱管中。狹窄的起因包括椎體的變形與移動、變性和炎症等。

在老人的情況下，脊椎的老化大多是因爲椎間盤、椎間關節、椎體變形等症狀在狹窄的脊柱管所引起的變化。另外，在發育的過程中，脊椎滑動症會造成脊椎位置的移動，使脊柱管變得狹窄。另外，在椎間盤脫出時，椎間盤也會壓迫周圍的纖維圈，並從隙縫間向脊椎管冒出，因而造成狹窄症。

例如：因脊柱管狹窄而接受CT診療的人，倘若都是此種狀態的話，也就是患了坐骨神經痛，此點必須特別注意。

骨髓實爲椎骨的正中部位，不僅柔軟，而且有造血的功能。骨髓有時也會從脊柱管的後方流出，這種現象稱爲「脫髓」。椎間盤脫出時，椎間盤會露出脊椎管，呈現錯綜複雜的狀況。

＊有時因運動過度也會引發神經痛

長期從事違反人體工學的運動，例如，拳擊手、橄欖球隊員等，都是罹患神經痛的高危險群。

另外，年輕時曾受過運動傷害，卻仍然勉强運動或腰部受到意外傷害，年老之後都可能成爲痛的主因。雖然運動可以增强體力，可是曾經從事柔道、拳擊、橄欖球、美式足球、摔角等激烈運動的選手，一上了年紀，一些常見的後遺症也會隨之而來。

再者，腰部及其他特定部位承受異常的負擔，也是原因之一。特別是腰痛，是高爾夫球員不能避免的宿疾之一。所以他們所謂的腰痛，說不定就是神經痛之一呢？

高爾夫的揮捍法是固定下半身，以腰部爲重心，然後再盡可能地回轉上半身。但此法會使腰部受到相當的負擔，所以高爾夫選手大多會發生腰部的神經痛。

＊也有因心部毛病而引起的神經痛

有些患者的痛位會變來變去的，很難查出是否真的爲神經痛。這是最近增加的現代病。當我向患者詢問：「什麼地方痛？」回答：「到處都痛。」在一陣不著邊際的談話後，只有告訴患者：「你這麼說我無法瞭解，我需要具體的指示。」結果得到的回應是：「好像是這一帶」，或是「從這裡開始」語意曖昧不明。

這種情形可說是心因性的毛病，與原本的神經痛大相逕庭，但是從症狀研判，還是屬於神經痛的範疇。

引起腰痛的構造

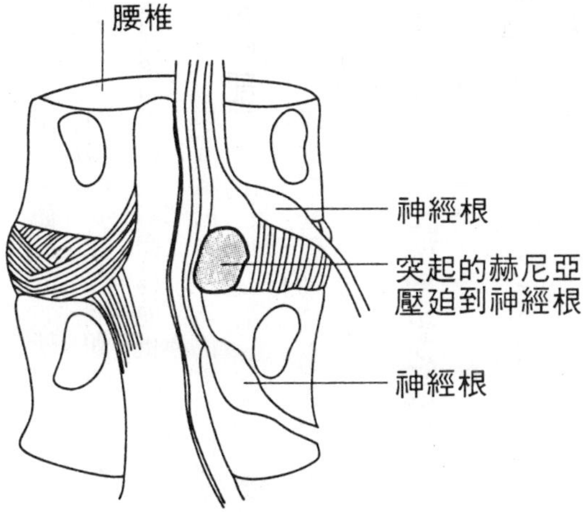
腰椎
神經根
突起的赫尼亞
壓迫到神經根
神經根

（俯瞰圖）

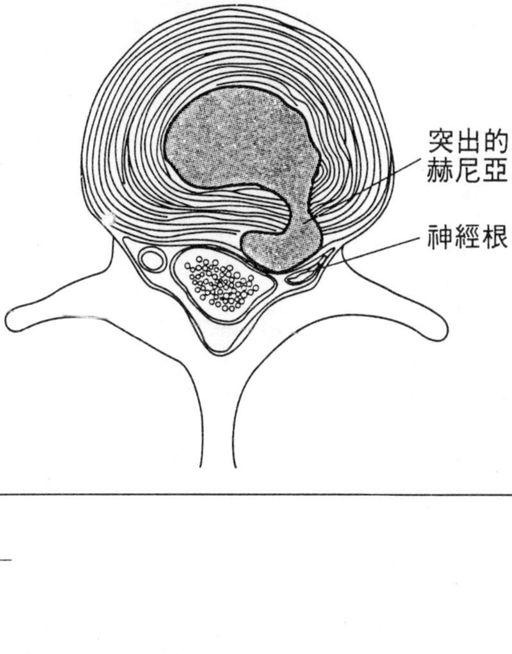
突出的
赫尼亞
神經根

心因性涵蓋了各種疾病，像是憂鬱症的初發症狀，精神官能症，抑或是因心理壓力太大所產生的症狀等。

真正的痛感是無法僞裝的，所以也不算是錯覺。最近來求診的男性多於女性，這都是對人際關係、工作環境、家庭問題等心理壓力增加所致。

遇到這類的患者，不要爲他止痛，只需開給抗鬱劑或是精神安定劑即可。

心理壓力可以成爲所有疾病的誘發因子（priger）。如三叉精神痛，在一個人春風滿面時比較不會發生。相反地，當心情惡劣時，此症就會趁虛而入。其實，並不限於神經痛，在失去地位或者家庭破碎時，因精神上受到太大的衝擊，甚至有罹患癌症的可能性。

＊立刻除去痛感的對症療法之危險性

最近常聽到「對症療法」這個名詞。所謂對症療法，是指無法徹底根治時，爲了減輕症狀所做的治療。

最具代表性的對症療法是東方醫學。所謂的漢方藥，並不是對××病有效，而是能減輕症狀。也就是說，如果罹患了膠原病，使部分的血液循環不好，或是因動脈硬化症造成血液不通順，雖然情形各異其趣，仍然可以使用同一種藥，所以稱它爲症狀中心的治療法。雖然西洋醫學的醫生們可以立刻治療疼痛，不過，要很快找出病因是很不簡單的一件事，爲了權宜之計，常常必須開給神經痛患者鎮痛劑。有時不得不把西醫說成簡單的醫學。

尤其是上了年紀的人，幾乎都怕有這種想法：「醫生，你不必跟我說一些我聽不懂的話，先替我止痛再說。」如果不爲他止痛，便會批評我們服務不親切。

若換成了歐美人士，則情況恰好相反，他們會憤憤不平地說：「麻煩大了，不知道病因怎麼可以給處方呢？你沒有信用，我要控告你。」

由此可知，中國、歐美、日本的治療觀念大異其趣，雖然不能判定孰優孰劣，不過這卻也是值得深思的問題。

迫不得已一定要下强藥時，如果找不出明確的病因，萬萬不可使用。倘若一發生痛感便立即止痛，發燒便使之退燒，如此一來，身體所發出的各種警告訊號硬是被强壓下去，病症的真面目便很難掌握。所以，一開始就採取對症療法的醫療方式是不值得推薦的。

＊若只是止痛的話，便無法解決神經痛

在某種含意上，神經痛是隱藏著全面危險性的疾病。例如，到治痛診所接受硬膜麻醉（Painclinic）便可使疼痛完全消失，但是消除了疼痛，神經特有的傳痛機能也跟著蕩然無存。周而復始下來，會使本來可以回復原貌的神經，再也無法重振往日雄風了。

以下是我熟識的一位醫學系學生的遭遇，他患了坐骨神經痛，痛得無法下床，那正是神經痛的症狀。他的學長眼見他痛得如此厲害，爲他實行最有效果的臨床醫療，也就是將管子插入硬膜內再注入麻醉藥，這種醫療方法極有效果。

但不久之後那名學生卻出現麻痺的症狀，一直拖到病情惡化才來找我，結果需要住院一年。因爲根本不是坐骨神經痛而是結核性髓膜炎。神經受到髓膜炎的影響而產生痛感。

這是尚未查明病因就隨便止痛的結果，反而使真正發病的原因無法彰顯，所以在神經痛的治療上須因人而異，有時也必須忍痛至查出病因爲止，才不致像該名學生一樣，被迫休學兩年。

5

探究病因為治療的捷徑

治療與止痛診所（pain clinic）

＊神經痛是身體發出的ＳＯＳ

我曾經列舉神經痛成立的四項條件，也表明真正的神經痛（本態性神經痛）沒有原因。所以各位應當了解，隨著醫學的進步，昔日查不出的病因，已經逐漸明朗化，使得真正罹患神經痛的人大幅減少。

如前所述，除了本質性的三叉神經痛之外，其他像腫瘍也都會引起三叉神經痛，而且真正的三叉神經痛皆爲受到硬化動脈的壓迫，現代醫學明白的告訴我們，其實應改名成「神經血管壓迫症侯群」。

但是，以現代醫學的水準而言，仍然有許多不明所以的病因，所以神經痛這個名稱也不能完全排除。總而言之，正確理解神經痛的產生背景，了解背後的潛在因素，才是最重要的課題。

在討論神經痛的四項條件時曾經提到，刺激源必須離開神經。例如，癌症爲刺激源的時候，倘若癌細胞極小並且只偶然刺激神經的話，那麼所引起的症狀就是神經痛。反之，若癌細胞極大，又經常遭到神經的壓迫，則不再是單純的神經痛而是癌性疼痛了。至於何時可發現癌細胞，便要看運氣和醫生的能力。

神經痛也可說是身體所發出的ＳＯＳ，我們應該認真面對這項求救信號，及早擬定因應對策。總歸一句，徹底檢查神經痛的產生病因，是永遠不變的鐵則。

＊三叉神經痛的疼痛可以完全消除

從臉部到前頭部位的疼痛，有人叫做臉部神經痛，也有人稱爲三叉神經痛。其實，司掌這部分的神經是三叉神經、臉部神經的中分枝、舌咽神經以及一部分的頸神經。所以，疼痛的範圍以及性質都各不相同，必須正確的加以區別，才能徹底的治療。

一旦罹患了三叉神經痛，只要輕碰上唇，內側的目肌或側頭部就會掠過一陣閃電般的疼痛，或者舌頭或唇部一接觸到冷東西，便會掠過電氣般的激痛。另外，講話或用餐時活動嘴巴，也會成爲其誘因。

至於其特徵，是不痛時就好像不曾患有神經痛，其次是痛感的行進路線是沿著三叉神經的途徑，不過，也有人是因爲低頭或從頭部的特定位置產生疼痛。

不過，可證實的一點是，痛感確實可以消除。一般的止痛劑無法辦到，但是可以注射一種抗痙攣劑，或是到專門診所接受神經調解法，如此一來，可能十年、二十年，甚至永遠與疼痛告別。

由於此法在操作上極爲困難，所以一定要由專門醫師爲你安排。在注射之後感覺麻鈍，但是不久便會習慣而回復如初。

倘若用此法還無法解決病症，那麼可能就要接受後面敘述的「饒耐達」手術法。

＊如何分辨自己是否罹患三叉神經痛

三叉神經痛發作時，只要仔細觀察，便能發現臉部的感覺發生變化。如果自己有非三叉神經的理由，那麼便可以棉花棒做個小測驗。首先將眼睛閉起，再找一個人輕輕的觸碰你，因爲自己觸碰自己勢必會有觸感而達不到效果，因此請家人以「這樣碰有何感覺」的方法，來做輕微碰觸的自我診斷。

雖然是如此微細的感覺，倘若這般輕的接觸仍舊察覺不出一丁點的觸感，那麼仍不可算是神經痛。

因爲倘若只是神經痛的話，根本不會產生連是否曾碰觸過都不知道的麻痺感覺。

如果碰觸讓你感到疼痛，那就不是單純的神經痛，其中可能另有名堂。如前所述，病因有三種，所以勸你還是及早到專門醫院檢查一下比較妥當。

*會影響食欲的舌咽神經痛，與其亂吃成藥，不如至專門診所檢查

如果舌咽神經因腫瘍等各種病症而引起發炎，或者受到壓迫，便會產生與三叉神經痛相同的症狀。如在舌的深處、耳的內部、咽喉的部份產生發作性的激痛，而且在嚥下食物的當口會極爲疼痛，甚至會害怕飲食。結果，每次進食前都必須使用咽頭部的麻藥，或者塗上肩部的麻醉劑，趁藥效尚未消失時就食。

遇到此種情形當然會有點食不知味，而且也會引起某些副作用，因此最好還是到專門診所治療。治療後只要沒有腦腫瘍的現象，這樣的治療便可算是成功。

大部分的病人都以爲喉嚨痛應該去看耳鼻喉科，不過我倒不完全贊同。就算只是扁桃腺發炎，也不可亂吃成藥，應至專門醫院接受治療。

最近因亂服用止痛劑而引起意識不清、造血障礙、腎障礙、過敏症的個案層出不窮，如果是頓服則另當別論，若是長期使用的話，就務必遵從醫師的指示來用藥了。

*可使用的束帶或「持續牽引」方式治療上臂神經痛

罹患神經痛時，只需拍攝頸椎的三方向X光片，看清椎間腔的樣子與椎體的並排方式，便可判斷是否爲頸椎變形所引起的疼痛。如果感到麻痺或者肌肉無力，務必接受檢查，才能做出正確的診斷。

另外，若脖子繞一圈時，在某位置會感到觸痛，或手部會掠過一陣痛楚時，則務必接受醫師的診察。

而在治療當中也請儘量穿著寬鬆的衣服，以便於持續進行牽引治療。最有效的治痛方法是頸椎硬膜外神經隔斷法，但是由於熟練者極少，故最好到整形外科或專門診所接受治療。

＊伸直膝蓋或抬起腳時，若掠過一陣疼痛，或許就是坐骨神經痛

想知道自己是否患有坐骨神經痛嗎?檢查方式是半臥或者躺著，伸直腳部並抬高。若患有坐骨神經痛，膝部後側會掠過一陣激痛。一般認爲可能是碰觸到某東西才會引起疼痛。

由於是有某物壓迫到神經，所以不要單以止痛來做治療，請逕行至整形外科、腦外科等處以治療法做診斷，或專門醫院也行。

如果是椎間盤脫出，會經常發生被刺、撕裂般的疼痛，同時還會冒冷汗，而且睡覺時腳也伸不直，故除了彎腳橫放等特定的睡姿外，別無他法。

放鬆肌肉以保持腳關節至下肢伸直的狀態，想要抬高腳也抬不起來，會掠過一陣疼痛，那時連要伸直腳趾頭也會疼痛難耐，而且會發現腳趾頭有無力感，或者在腳跟的特別部分發生感覺遲鈍的現象。

雖然有時只要安靜臥床即可治痛，但最好讓他在靠近一樓的洗手間睡覺。

在治療方面，首先在皮下注射柔和的止痛劑，到了稍微可行動的時候，便至整形外科

接受治療。

遵從醫師的指示，先以硬膜外神經隔斷法減輕疼痛，然後再反覆使用牽引法或隔斷法經過一段時日之後，急性症狀將消失於無形。

如果經過二週之後，情況仍未改善，就應該考慮是否要動手術，但令人意外的是，使用內服藥或硬膜外神經隔斷法、脊椎固定器，幾乎都有不錯的效果。

再者，如果腰閃到，只要充分靜養或者洗溫水澡，差不多在一週後就有如脫胎換骨般的舒暢。

＊坐骨神經痛應先了解病因後再決定治療方法

以現代的醫學水準，不可能在尚未做檢查時就判斷出坐骨神經痛。而產生坐骨神經痛之原因不下百種，所以神經痛應爲過時的說法，現在幾乎都屬於整形外科的醫療範疇。

例如，椎間盤脫出，或是背骨稍微變形的脊椎症等，總稱爲脊柱管狹窄症。

這些都是神經被壓迫的原因，所以說，不可能不先做檢查便草率地進行治療。

【　不正確的神經痛常識❽　】

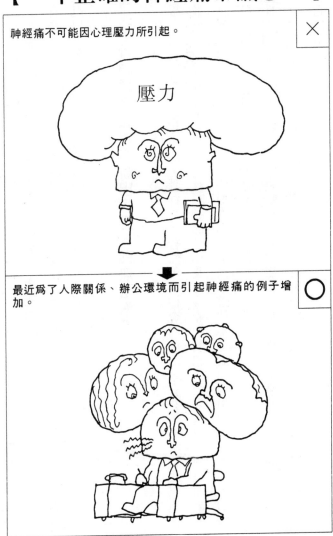

神經痛不可能因心理壓力所引起。 ×

最近爲了人際關係、辦公環境而引起神經痛的例子增加。 ○

總而言之，必須靠全身的檢查、感覺測驗、反射肌力關節運動X光照射（三方向）、Emirography（以手術爲前提時使用）檢查等，才能做綜合判斷。

有些人會將坐骨神經痛誤認爲是因季節變換所產生的現象。在此建議千萬不可誤以爲如此而掉以輕心，此病難醫，需查明原因後方可治療。

*有些坐骨神經痛雖然診斷出病因，卻無法治癒

根據資料顯示：老年中的坐骨神經痛雖然可以檢查出病因，有些卻無法徹底根治。

最近，我曾經在螢幕上談論有關腳部麻痺及神經痛的問題，結果病患竟蜂擁而來。腰痛的原因五花八門，有一些根本無法根治。雖然不至於向病患明說：「斷了治好的念頭罷，但無可否認的，這的確是不爭的事實。」

有些患者會說：「醫生，你說的和我們的症狀相當吻合，請務必治好我的病。」

坦白說，這是骨骼或椎間盤的疾病，不具有可逆性，換言之，即使做過詳細檢查，仍然拿它没輒。

又例如發生脊柱管狹窄的時候，只要動手術便可治好，尤其是老年人在神經方面問題重重，但只要醫生說可治，便可以痊癒。

最後有一位患者來我這問診。

一位六十五歲的家庭主婦E女士，因腰痛而至整形外科就診，告訴醫生神經痛痛的很厲害，請他檢查，而醫生聽了E女士的說法，便判定其爲神經痛，而請她轉至「神經內科」。因此E女士才會到我這裡來求診。

我看了E女士帶來的X光片之後告訴她說：「我還是覺得這是脊柱管狹窄症，而這不是我醫治的範圍，這是屬於整形外科的領域。」然而，E女士卻大發脾氣：「去整形外科時，他們說是屬於神經內科，到你們這裡來，你又說是屬於整形外科，請告訴我，我到底要看哪一科？」

說起來可憐，但這實在是情非得已的作法，最大的原因是年老，並不是誰對誰錯的責任問題。如果要治療的話，除了用止痛藥治療之外，別無他法。

這種情形與不做檢查便開門見山地對患者說：「是神經痛，如果很痛，就要打止痛劑。」的結果並無二致。

拉塞格測驗原理

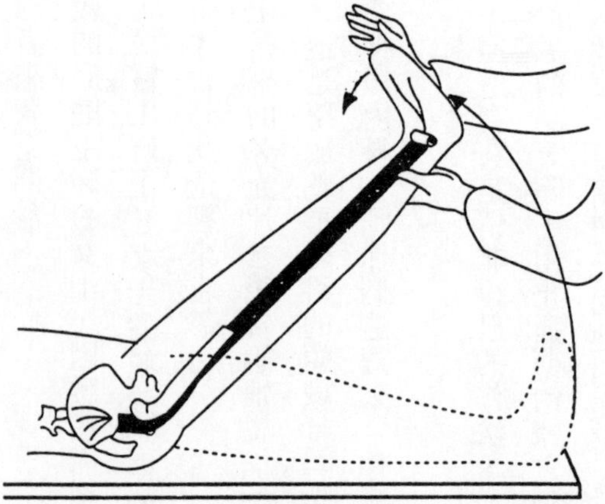

保持平躺的睡姿，將疼痛的腳部抬高，坐骨神經會比平常多做出12毫米左右的反應而引起疼痛，另外，若像圖片般地彎曲腳踝，坐骨神經會伸得更直，使疼痛更為激烈。而且疼痛會沿著坐骨神經行進，這是坐骨神經的一大特徵。

各種神經的測驗法

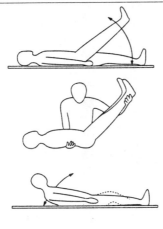

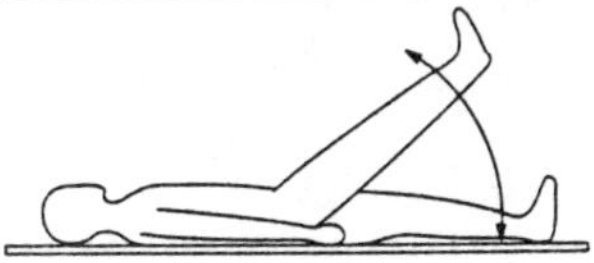

①拉塞格測驗爲著名的坐骨神經痛之診斷法。

②這是兩條小腿同時伸展的測驗，可以用來診斷脊椎滑落症、分離症。

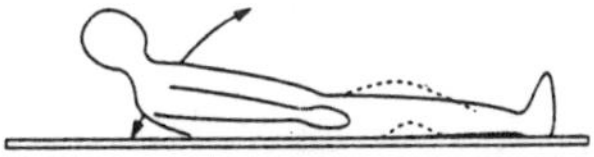

③平躺後抬高頭部，反射性地彎曲膝關節及股關節。此時有助於椎間盤脫出之診斷。

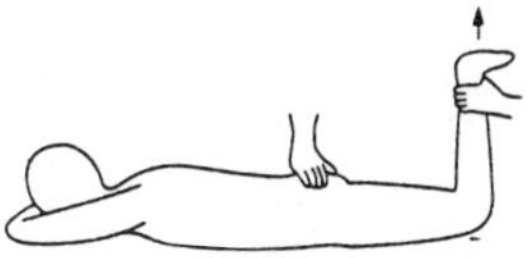

④以趴姿將膝蓋伸直，則大腿部會發生疼痛。這是椎間盤脫出的診斷法之一。

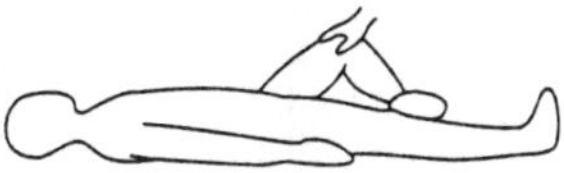

⑤這是了解脚部是否異常的診斷法。彎曲單脚之後向外轉、外旋，看看是否會引起疼痛。

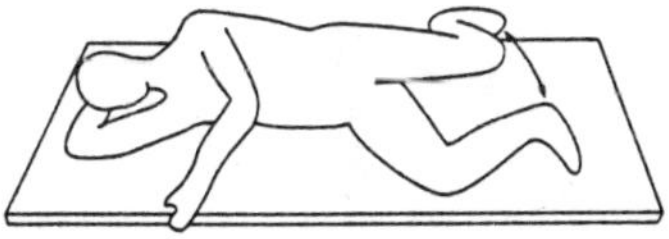

⑥若罹患慢性的腰痛症，側躺之後張開雙脚，想內彎時會受到阻力，脚無法碰到地板。

偶而也有脊椎骨瘍等疾病的患者混雜其中，因此非詳細檢查不可。如果檢查結果發現是老人性骨骼的變化或椎間盤受損等原因的疾病明確，雖然可以打止痛劑止痛，不過，最好還是到醫院檢查一下。

＊只接受神經痛的治療就覺得高枕無憂，可能會引發危險的脊椎骨瘍

所謂脊椎骨瘍是體內的結核菌經過血流的移動所引起的脊椎炎症。以前有一本改編成電影的著名小說『鐘樓怪人』，倘若背骨已經駝背成那樣的話，就無法再進一步治療了，所以最好還是及早發現。

如前所述，在神經痛的治療期間，脊椎會繼續壞掉，所以也有人停職一年，全身以石膏來鞏固骨骼。之所以固定骨架，是因爲骨瘍使得骨質更脆弱，身體一活動，遭受外界施加的壓力，很容易就導致骨駱碎裂。

這時如果能靜躺休養的話，就不致於使背椎承受太大壓力而碎裂，這段期間若接受結核治療，不規則的骨骼就會被睡姿所固定。如此一來，即使站起來也無所謂。若能早期發

現的話，便用不著以石膏固定，也不必住院，所以，若認爲只是神經痛的治療就掉以輕心，是非常危險的，必須確實探求病因才行。

當然，若罹患骨瘍時，不只是骨骼，還會蔓延到各地方去，引起各種疾病。

至於前述停職一年的男病患，在固定石膏時，由於做了化學療法，所以才不致於波及至腦部而引起炎症。

＊止痛診所（painclinic）是減輕難忍疼痛的治療法

雖說神經痛不會危及生命，但是它那種錐心刺骨之痛，卻是非常的難熬，因此避免疼痛的治療法也就蔚爲風潮。

止痛診所的目標是紓解患者的癌性疼痛，所以採用的是局部性的神經麻醉。近來神經痛的患者大幅增加，就是由於神經痛所帶來的痛苦著實惱人之故。

值得特別注意的是，真正的神經痛是否確爲激痛。

用簡單的方法麻醉、止痛，如果疼痛復發就麻醉，在如此的惡性循環下，將會使病情更加惡化。若只是病情惡化的話，那還算是小事一樁，嚴重時甚至可能會回天乏術呢！

如前述罹患髓膜炎的學生一般，接受了止痛的治療，病情卻更加惡化，最後竟導致半身麻痺，抑或是將脊髓骨瘍的疼痛誤認爲神經痛，使得脊髓在麻醉期間發生病變的例子所在多有。

所謂的止痛診所，只是用「對症療法」止痛而已。所以有時縱然知道病因，但仍有無法治療的情況產生。

＊止痛診所的各種治療法

爲了更快速地減輕神經痛的病症，有人成立了所謂的治痛診所，專門治療疼痛。治療方式是先將酒精注入痛處，讓神經功能暫時鈍化。因爲如果完全停止神經功能的話，會發生各種弊害，所以還是以稍微的鈍痛來保持神經的功能。

所以神經的功能或多或少會受到影響，但並不太嚴重，只是以麻痺疼痛爲目的。藥效按注入藥量的多寡而異，有時可持續數月，有時也有幾天又再發生疼痛的情形。

一般說來，此法並無永效性，也就是說，藥效過後會再痛，而且藥效期間會逐漸縮短。

在治療中爲了避免損傷神經起見，故藥量不可太重。所謂的感痛神經，是最纖細的神經。

所謂運動神經是指由脊髓傳到末梢的神經，其無再生的能力，而末梢神經則有再生的能力，而且再生的神經仍會產生痛覺。

若是讓醫術高明的醫生治療，便能正確地進行不麻痺運動神經的治療，只讓其疼痛感麻痺，而且儘量延續疼痛，此種治療法是經過百分之百的實驗所得到的結果。如果由不熟練的醫師來操刀，會造成全身麻痺，或者使腳變得無法向後彎曲，所以，若讓醫術不好的醫生做麻痺的話，藥效無法到達神經，當然也就無法止痛。

事實上，要將針頭對準何處、插入幾公分的深度都是一定的，因此需要考慮患者身體的適應情況，若個人身體的差異程度太大時，那麼醫術太差的醫生就無法幫病患達到止痛的效果。

雖然發生此種情況的機率很少，但是有時也會發生因感染而引起的後遺症，所以不可隨便進行這種方法。

＊對於止痛有驚人療效的神經割斷法

如果適量的局部麻醉仍然無法奏效，可改採神經切斷法（Block），Block就是割斷的意思。

如先前所言，能感覺神經痛的感覺神經，是往腦中樞傳遞訊息的上行性神經，因此只要割斷疼痛的部位，痛感便不會傳達到腦部，這也是一種治病診療法。

這是當麻醉無法止痛時所使用的方法。因爲切斷的部位比故障部份更接近中樞位置，所以會使得末梢神經無法傳遞知覺。但這總比痛不欲生來得强。

所謂的硬膜外隔斷法，就是切除脊髓部位的神經，並在脊柱管中插入DQBE並注入麻醉劑，由於脊椎被硬膜所包圍，所以就在硬膜外側插入脊椎之間。

如此一來，會痛的神經在底部被割斷，以最强烈的效果來阻止疼痛，但是這並不表示疼痛已不在了，而是本人較無感覺罷了。

注入藥物的針管爲常設，時間一到就注入麻醉劑。一般的癌痛皆以此法止痛，效果不錯。

倘若情形更惡化，可採取全身麻醉的方法。另外也可採取Cold Tommy 方法，其爲切斷脊髓療法，即等於徹底麻醉，這種治療法是先麻醉之後再進行治療，因疼痛難耐，苦不堪言，所以到了無法支持下去時就以Cold Tommy 來治療，也就是說切斷分布在腦部的神經，以致腦部失去感覺而不感疼痛。

另外，當三叉神經痛等發作時，確實叫人痛苦難耐，所以常使用神經切割法。藉著神經切割法來爲三叉神經除痛，實際上的治療方法是從下顎、上顎、側面部分注射藥物，而藥的成份包括麻醉藥、酒精等，會使神經麻痺而消除疼痛。

其效果會受到藥水的種類、份量，神經的部位，個人體質的差異等影響。但若能夠完全割斷神經，止痛效果甚至長達數年。

也許讀者會擔心臉頰及口腔無法動彈的後遺症。其實無須過於緊張，我們只是切掉知覺神經罷了，並未將運動神經一併切除，所以不必擔心，可是在碰到熱水或者冰水的侵襲時卻毫會無知覺，有關這點，請特別留心。

由於手腳部分的末梢神經與感覺、運動神經的路線一致，因此並不做神經切割手術，以避免手腳無法行動。

有位男性的上班族，因胸部神經長了腫瘤而接受手術，結果卻使得手部運轉不靈活。那是由於脊髓神經是由感覺神經與運動神經配對組成的，若運氣不好，就可能遭受相同的命運。當然拿別的神經與此連接起來也不無可能，但問題是神經必須很短，否則辦不到，而且還要將微米般細小的纖維束一支支接起，難免無法接的恰到好處，混線的情形在所難免。

結果也有可能將指尖的神經接到手腕而造成疼痛。可見這些神經是不能亂切亂接的，無可否認的，這種手術法將會逐漸式微。

＊切斷疼痛難耐之癌細胞的脊髓切斷術

以現在的醫療水準而言，若要去除難耐之痛，可能只有用神經切割法而已。例如，癌症末期的患者要求「已經沒有治癒的希望了，請替我止痛」。這時就可以實行脊髓切斷法或使用所謂的Cold Tommy 方法。

如此一來，疼痛便可以消失於無形，但代之而起的是，下半身也將失去知覺。不過，對癌症患者而言，是寧可失去知覺也不願承受痛苦。目前還沒有發現特效藥，所以，這仍是減輕患者痛苦的最佳方法。

＊能立刻消除三叉神經痛的堯耐達手術

如前所述，三叉神經痛是動脈硬化使神經受到刺激的結果。以下就介紹可使硬化的動脈不再刺激神經的手術法。

此種手術稱作「堯耐達手術法」，是由堯耐達所發明的著名手術法。如果開刀察看三叉神經痛患者的三叉神經，會發現上行動脈已呈現硬化狀態。也就是說，往小腦游走的動脈與三叉神經之間，會挾入類似海綿狀的柔軟東西。雖說是海綿，並不是化學製品，而是能順利融和於人體組織之中的凝固性蛋白質所做的。

就這樣過一會兒就止痛了。由於神經一接觸到硬化的動脈就會感覺疼痛，如今挾入海綿般柔軟的東西，便不再刺激神經。

其實更理想的方法是不用海綿，而是挾住這部位四周的組織，將硬化的動脈與神經分離，然後從下挾住粘膜，一勞永逸地加以隔開。

手術前要先進行全身麻醉，接受過手術的患者，大多能從長期的疼痛中解放出來，真可說是療效顯著。

如前所述，我們已經了解以往慣稱的三叉神經痛，其實是「神經血管壓迫症候群」的一種。而屬於這症候群的不只是三叉神經痛，其他尚有咶咽神經痛、原因不明的臉部痙攣等。

所以，堯耐達的「神經減壓手術」，是在腦外科中被廣泛實行的手術。

*神經痛時使用的各種藥物

醫學界的理想並不是用手術方式來進行醫療，而是用藥物治療一切的疾病。若以藥物治療取代手術，就不會影響體力，也不會損害神經。

【　不正確的神經痛常識❾　】

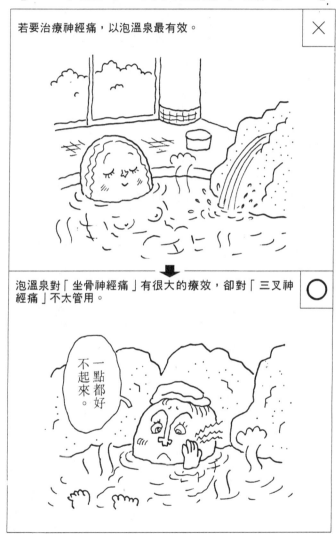

若要治療神經痛，以泡溫泉最有效。　×

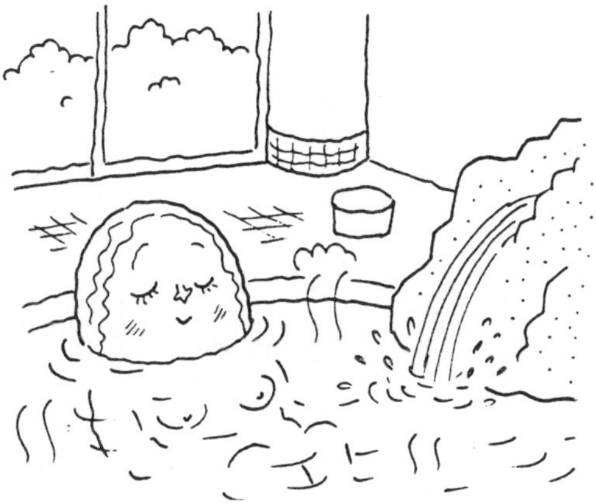

泡溫泉對「坐骨神經痛」有很大的療效，卻對「三叉神經痛」不太管用。　○

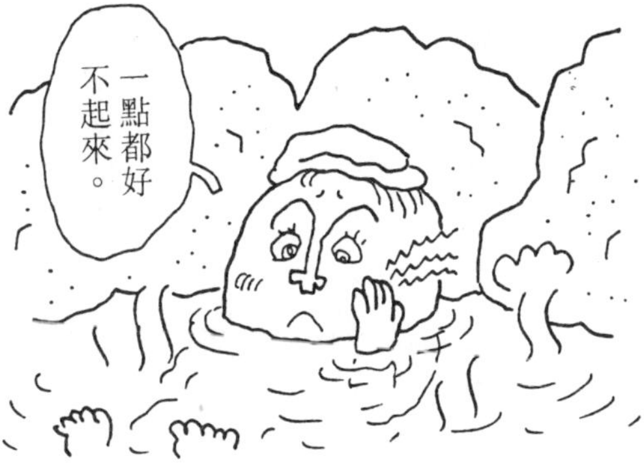

一般是以止痛劑來治療神經痛，而且因爲發炎的情形屢見不鮮，所以也被當成預防神經周圍發炎的消失藥。再者，如果血液循環良好，能夠減輕疼痛，所以也成爲循環劑、循環增强劑。除此之外，在特殊的情況下，也會被當成癲癇藥。

神經痛發作時，周圍的肌肉會呈現硬化狀態，所以使用肌肉弛緩劑鬆弛肌肉，有時會產生意外的舒服感。

此外，如前所述，如果是全身性的疼痛，常可能是心因性的疾病，所以自律神經安定劑或者精神安定劑，有時也有意外的效果。

這種人即使吃藥也不會有太大的效果，有時用抗鬱劑便可使之穩定。雖說是憂鬱症，但這時特別稱之爲面具性憂鬱症。

除此之外，因爲維他命可以抑制神經發炎，所以有些醫師會在處方中加上B_1、B_2、B_6、B_{12}等。一般的口服藥，大概都是如此吧。

＊雖然有副作用，但效果極佳的類固醇激素

雖然原因尚不明確，但對疼痛難耐的人或是難以治癒的疾病，一注射類固醇激素，幾乎能馬上減輕疼痛。

偶爾會出現所謂的「神經痛名醫」，這都是巧妙使用類固醇激素的餘蔭。

由於此藥會產生各種副作用，所以使用時相當困難。到底有那些副作用呢？如有糖尿病傾向的人容易罹患糖尿病，而且易引起細菌的感染、使抵抗力減弱。

並且會讓骨骼逐漸變得脆弱，接著併發出骨質疏鬆症，而且會使體重增加產生脂肪、食欲亢進、臉呈圓形，這種人被稱之爲滿月臉。

所謂類固醇激素，是在年老無活力時，稍微使用就非常有效的一種危險的藥。有時無法治療的神經痛會因此而馬上消失疼痛，就好像變魔術一般。但是它卻有很多可怕的副作用，亂用是相當危險的。

＊止痛期間有時會自然痊癒

人的身體是極微妙的，雖然神經痛被認爲很難治癒，但是自然痊癒的機率卻相當高。

吃止痛藥的期間，本身的疾病也會消失而無感覺，故有時止痛也會變成治療。

此外，有人認爲反正早晚都會痊癒，就在疼痛期間用藥止痛以等待痊癒。一般來說，使用止痛劑有爭取時間和抑止局部發炎等雙重作用。

至於那些隨處可得的成藥及止痛劑，種類五花八門，最好選擇能持續服用數日的較好。簡單能買到的止痛劑還有一種所謂pontal 的藥，此藥一日三回，可長期飲用而無副作用，但是效果較差。總之，千萬不要自己配藥，應該先請專門醫生調查神經痛的原因，再請醫師開出適當的處方。

除此之外，還有所謂的Dasen 或者是其他各種的消炎片。此藥雖不僅能稍微止痛，而且當神經受到磨損時，一定會引起發炎，這也是預防發炎的極佳藥品，在症狀消失前可以定期性的暫時服用。對疼痛小題大作或者是偷偷買成藥服用都是不對的處理方式，應該由專門醫師追究痛的原因而做出適切的指示。

最近因亂服用止痛劑所引起的意識模糊、造血疾病、腎臟疾病以及過敏等問題，不禁令醫界憂心忡忡。頓服（一次服用）時另當別論，若是長期服用，一定要遵照醫師的指示。

*早期檢查有時也會找出隱藏在內的疾病

神經痛的治療就如卷首所寫的那樣，首先要確定是否爲真正的神經痛，或是有明確病因的神經痛，這是治療時的一大原則。如果不查明病因，了解究竟是因癌症或結核病所引起，就隨便採用對症療法，後果將不堪設想。至於神經痛的治療範圍，僅侷限於原因不明，或雖然知道原因卻無法治療時。

檢查，是找出病因、訂定治療方針的必要步驟。提到檢查，一般人常會認爲是使用電腦斷層掃描（ＣＴ），但是在臨床上，ＭＲＩ更適用於診斷病情。

在十萬人當中，大約有數十人會罹患所謂的多發性硬化症，這是棘手疾病中數量較多的，但是以整體而言，就顯得小巫見大巫了。

患者通常是在束手無策之下，才會被介紹到我這裡來，大多已經拖了三個禮拜，就算華佗在世，也只能徒呼負負。就像火災一起便要立刻加以撲滅，若待它將一切化爲灰燼再澆水，則是毫無意義的。

例子。

雖然此病相當棘手，若能在病情發作後，數小時內使用此藥的話，也不乏完全治癒的發病後能立刻就醫的機會可遇不可求，實際上是無法實現的，所以還是只能用神經痛的治療方法來處理。

產生神經痛的原因是多發性硬化症、動脈硬化症、腫瘤或三者合一等。而在一百個人當中，只有一個人是因爲上述原因而引發神經痛。

因人數少，探求病因時困難重重，但爲了尋求這百分之一的一個人，就醫學的立場而言，仍然義無反顧。

＊坐骨神經痛不只是由老化所引起

有一位上班族爲腰痛所苦，服用止痛劑後，病情仍未見好轉，特地到醫院做各種血液抽查，結果卻發現類似白血病的症狀（並非白血病）。

實施化學治療法後，病情獲得有效控制，現在已經回到工作崗位。可是，如果在腰痛初期就接受檢查，應該可以更早痊癒。

如此看來，坐骨神經痛就是骨質的老化現象而已。

所謂脊柱管狹窄或椎間盤受損，是因爲老化所引起，這點是毋庸置疑的，但是，其他的因素也不在少數，所以還是要及早檢查，不然會出現各種後遺症。特別是到了七、八十歲，一般只能做神經痛的治療，而年輕人如果發現了坐骨神經痛的現象，絕對有檢查的必要。此乃基於年輕人較不會罹患神經痛的緣故。

年輕人或運動員也會發生腰痛，但是只要馬上停止激烈的運動便可痊癒，重點是早期發現，早期治療。如果發現是原發性的神經痛，或是其他疾病，這與神經痛的治療是不同的，必須仔細查明病源。

＊肋間神經痛與心肌梗塞的差異

誤認爲是肋間神經痛而治療失敗的例子很多。

例如，肋膜炎、自然氣胸、心肌梗塞。

特別是因心肌梗塞而在爬樓梯時所發生的胸痛，如果誤以爲是神經痛，立即到整形外科就診，後果可能不堪設想。因爲這並不是肋間神經痛，而是胸痛。一般來説，導致胸痛的原因有很多，它是與神經痛完全不同的疾病，特別是自己周遭的親人如果患有肋間神經痛，一發生胸痛，往往就以爲是肋間神經痛。

人們常將它視爲小毛病，而親人也曾把它誤認爲神經痛。可是，一旦是胸痛，後果將不堪設想。非徹底檢查不行。

在此爲各位介紹兩者的區別法。例如，在跑步、爬樓梯時所產生的痛感，是因運動而引發的疼痛，雖然會腳痛，但並無大礙。但是，如果說只要活動筋骨便會痛，這種痛也會依據活動的方式而有所不同。例如，身體左右扭轉或肋間神經接觸某物時的疼痛，都是屬於局部性的疼痛。

除此之外，在助間神經痛中較著名的蜘蛛膜炎，它圍繞著脊髓，有時會引起慢性炎症，導致神經痛。

另外也有肺癌的例子，罹患肺癌時會產生刺痛感，而且在肺癌末期，更會產生類似拉扯肋膜的刺痛感。

其他的原因相當不易了解，而且自己也不可能會知道。但是試著轉動身體，如果不像是普通的神經痛，就要趕緊去醫院檢查了。

＊帶狀疱疹病毒容易附著於肋間神經節

除此以外，尚有帶狀疱疹。一感染水痘、帶狀疱疹的病毒，首先會產生水痘，它的病毒會附著在肋間神經的神經節中，等到疱疹一治好，就會以神經痛的形式出現，並會沿著神經、產生顆粒狀的東西。

患有帶狀疱疹時，可以使用止痛劑來減輕症狀，不過現在已經發明治療此病的特效藥，對患者不啻爲一大福音。在最早的診察中，會發現皮膚上長出顆粒狀的東西，所以要及早作血液的抽查，檢查有無抗體。

疱疹病毒也會附著在任何神經上，而最容易附著的是肋間神經，所以容易誤認爲是肋間神經痛。

＊高難度的「椎間盤脫出」和「脊椎管狹窄」手術

所謂的椎間盤脫出，是指椎骨裂開，造成椎間盤突出。由於這種手術無法的挾住椎間盤，所以受損的骨頭會裂開，必須用其他的東西來當作支柱。

若由前方或由後方接骨，就能預防椎骨滑落或移位。好像失去墊子而從側面使用夾板般的感覺。

雖然也有人工骨頭，卻沒有所謂的人工椎間盤。因椎間盤是非常柔軟、堅硬的微妙物質，所以才無法製造。

但是這種手術不僅施行時相當困難，手術後無法治癒的例子也不勝枚舉。尤其是脊椎管狹窄的手術，一不小心，甚至可能會造成下半身麻痺，或者如同雞步一般，一抬起腳便會鈎住腳趾般的步伐。

所以，這種在理論上應該是可行的手術，失敗的例子卻比比皆是。

＊脊椎手術在美國是屬於腦外科手術

各位可能不知道，先前所言的脊柱管狹窄症手術，在美國是屬於腦外科的手術。不僅如此，連三叉神經痛的手術和有關腰椎的手術，都是屬於腦外科的範疇。

腰椎在日本是屬於整形外科，而腦外科則是類似顯微鏡般仔細而精密的手術，與整形外科的手術不可同日而語。

目前日本的腦外科也逐漸進行這項手術，只是為數不多。日本的腦外科是以治療脖子以上的部位為主，但是在美國則認為脊椎是腦的延長，應該列入腦外科的醫療範疇。

在美國稱作神經外科（neuro surgery），而在日本則稱作腦外科（Brain surgery）。surgery 是外科的意思，neuro 是神經的意思，Brain 是腦的意思。

神經是極細微的東西，所以，如果像腦外科一樣，用顯微鏡來進行手術，失敗的比例就會降低。筆者衷心希望日本能盡早達成這樣的理想。

＊泡溫泉是治療坐骨神經痛的最佳療法

自古以來，泡溫泉就認爲是治療神經痛的秘方，特別是對坐骨神經痛，效果尤其顯著。但是對三叉神經痛而言，效果可能要大打折扣。

放鬆心情、安靜休養、泡熱水澡，是「保存療法」的三項要點。所謂保存療法，是不需要動手術的治療法，不做任何事，只要保持局部的安靜與保溫，若能至溫泉地則效果更大，同時也能轉換心情而進一步消除緊張。

溫泉的成份並不重要。雖然泡溫泉多少能讓皮膚吸收某些物質，對疙瘩及皮膚病有意想不到的效果。但是對神經痛而言，重要的是溫度，成份反倒其次，所以熱一點是比較好的。如果進入不太熱的浴池中，身體會容易發冷，如果認爲浴水並不是很熱，就應該換到較熱的浴池。但是太熱對心臟也有不良的影響?所以要適可而止。

總而言之，溫度的選擇是很重要的。

除此之外，紅外線的照射也有效果。所謂紅外線，是用熱來保持身體的溫度，另外還具有按摩的效用，可以減輕二次疼痛。

如果身上的某部位發出疼痛訊號，人們就會本能性的避開痛點，活動甚至走路時都會小心翼翼，如此一來，那裡的肌肉就會逐漸僵硬。像背骨旁邊有所謂的傍脊柱肌，此肌肉的使用機率相當頻繁，並肩負支撐背骨的重任，所以硬化的程度相當驚人。換言之，一旦發生二次疼痛，只要讓這些肌肉獲得鬆弛，疼痛自然會減輕，緊張感也會跟著消失。

除此之外，泡完溫泉就去喝酒的人不少，其實酒對炎症性的疾病百害而無一利，甚至有戒酒之後，神經痛就不藥而癒的例子呢！

無法特地去洗溫泉的話，在家安靜休息也不錯。人的身體是很微妙的，曾經有人心血來潮，一天入浴四、五次，結果竟不藥而癒。

＊整形外科所使用的牽引治療也有效果

「牽引」，顧名思義，就是拉的意思。譬如拉扯異常的部位，使得被挾住的神經能夠殺出重圍等，應用範圍相當廣泛。

但是也不可以一天到晚隨意拉引，否則會一直陷於拉引的狀態，使骨與骨之間逐漸產生空隙，並在局部產生各種異常狀況。如此一來，雖然已經停止拉引，也會變成一種習慣狀態。所以，最好不要一次拉夠，只要每天分次拉引，便會漸漸成爲伸展的狀態。

這種方法有時極有效果，所以若認爲施行手術會使情況更加惡化的話，不妨考慮牽引手術法。

如果是頸部發生疼痛，可以在腳上戴上重物，儘量保持傾斜，請患者站著、利用身體重力用力拉，但是用力過度的話，會使神經更加疼痛，所以，分寸的拿捏是相當重要的，最好請醫生指導及調整。

而頗受整形外科青睞的按摩法，也相當值得推薦。但必須注意的是，這只是減輕二次疼痛的方法之一。

6 保持良好姿勢就不會引發神經痛

——神經痛的預防——

*預防神經痛，就是減緩老化的速度

所謂神經痛，是基本的感覺神經受到異常刺激後的疼痛現象。而且神經痛並不是因爲神經有異常，而是正常神經的外圍發生老化、異常現象，一旦觸及神經，就會發生疼痛。所以，預防老化動脈硬化以及背骨彎曲等，就是預防神經痛的不二法門。然而，要預防這三種現象無異緣木求魚，儘管如此，仍應該知其不可爲而爲之，才不致讓神經痛「登堂入室」。

那麼，要如何預防呢?預防之道無他，「注意運動、姿勢、飲食」而已。如果能謹記在心，奉行不悖，神經痛就不會登門拜訪，健康幸福也就與君同在。

首先就坐骨神經痛而言，姿勢是極爲重要的，爲了保護腰部，姿勢好又端正是極重要的一環。例如，經常如軍人般保持端正姿勢的人，其罹患神經痛的機率也相對減少。所以，在年輕時就把背肌伸直是很重要的。

譬如說，坐椅子時若駝背的話，脊髓和坐骨會逐漸發生變化，一旦觸及坐骨神經，坐骨神經痛更隨之而來了。

那麼，該如何是好呢？從前的人是將脊柱伸直以端正姿勢，此法可藉椅背來矯正，但並不是平的東西就可用來矯正，若是傾斜或躺在沙發上，則會使背骨歪曲。用彎曲的腰來支撐上半身的全部重力，會帶給推間盤或神經根莫大的負擔及壓力，更可能殃及頸推而產生後頭神經痛。而掌管後腦的推骨動脈，也容易因爲錯誤姿勢的壓迫而發生腦缺血現象。

坐椅子一定要深坐、背骨與椅背的角度盡量一致，縮下顎，確實保持正確的坐姿。

至於何謂背骨呢？前面已經說明過，背骨就如同積木，換言之，當然會由上而下施加壓力。

如果施力方向是直的，壓力也是垂直的而不會歪曲，但是若把積木彎曲後再堆積，中途一定會瓦解而崩塌。雖說背骨有韌帶的補强，所以不會崩解，但是若一直保持彎曲的狀態，就會對補强的組織或韌帶施加過多的負擔。

如此一來，腰椎也會遭受池魚之殃，開始變形而觸及坐骨神經。

頭部的重量是體重的三分之一，再加上上半身有幾十公斤的重量，這麼重的重量只用一支背骨支撐，可想而知，它的負擔是相當沈重的。所以，年輕時就要養成良好的姿勢、保持背骨的挺直，如果等到年老時才亡羊補牢，恐怕爲時已晚。

總而言之，要儘量防止骨骼與肌肉的老化（雖然老化是在所難免的），從日常生活中著手，才能常保健康。

＊大部分的神經痛都是出於脊椎老化

防止動脈硬化，可以從三叉神經著手。由於動脈硬化的痛因不明，所以用飲食控制是最佳的捷徑。例如，減少脂肪類以及糖類的攝取等。

坐骨神經痛、肋間神經痛、會陰神經痛等大部分的神經痛，都是因爲神經根出了問題，所以，儘量減少脊椎的損傷，就是根本的解決之道。換言之，首要之務是保持正確的姿勢，而正確的姿勢對內臟也有益處。

運動可以增强體力。但是，應該避免長年累月的過度運動造成運動傷害，或因意外事故造成撞傷等，否則可能會造成一種不可能治療的疾病——肌肉萎縮症，或是使頸部受傷。這種症狀以柔道、橄欖球選手較常見。頸部是人體最脆弱的地方，也是衆多神經的集合地，務必要防止頸部發生問題。

*肌肉要從年輕時鍛鍊

現代人的壽命長達八、九十歲，所以要從年輕時就了解鍛鍊肌肉的重要。

爲什麼呢？因爲年紀大以後才做運動，雖然暫時會練出肌肉，但是一旦停止運動，肌肉就會變得鬆弛，因此年輕時的鍛鍊是極爲重要的。特別是保護脊髓傍脊椎肌（位於脊髓周遭），如果勤加鍛鍊，就可以預防腰痛及神經痛。

爲了要保護背骨的組成成分，適度的運動是刻不容緩的。

至於何種運動較適合呢？我想游泳和步行是預防神經痛的最佳運動項目，而扭腰的運動也很重要，其他像徒手體操也不錯。

最簡單的運動是背骨伸直，以快步行走方式來達到運動的效果。這是最實際的預防方法。

這些運動需要每日不間斷的做，如果你尚未患有神經痛的話，應該繼續保持。

身體與背骨負擔的關係

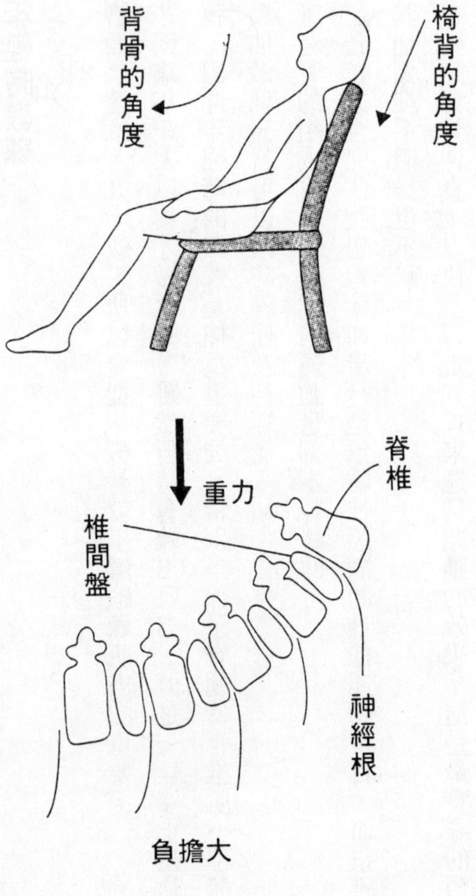

不使背骨承載不自然壓力的正確姿勢

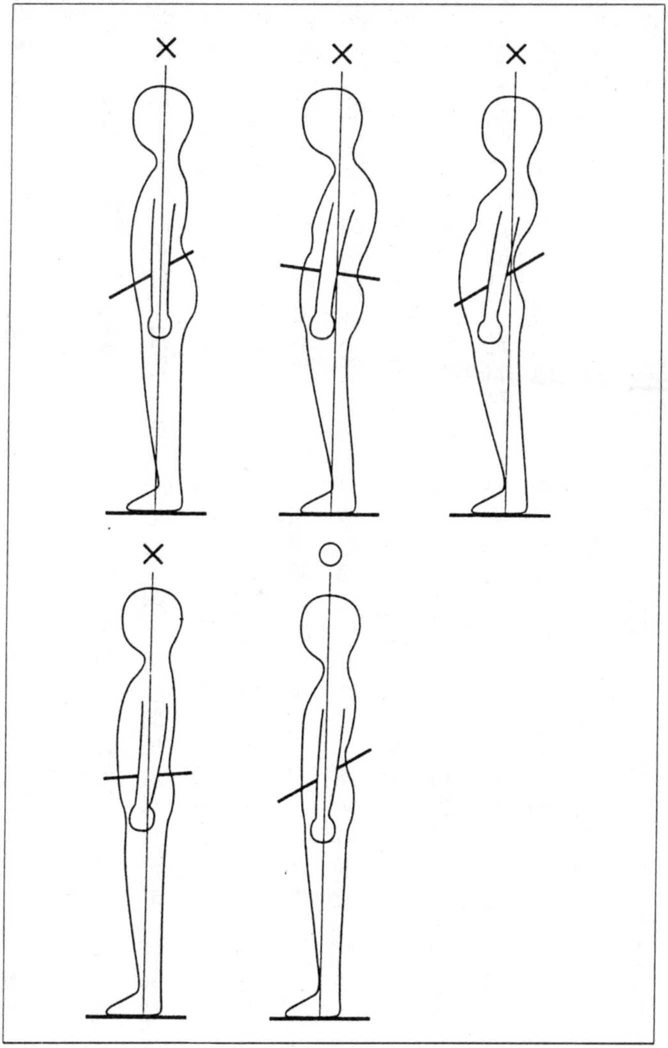

打高爾夫球可能不適合用來預防神經痛，因爲激烈、不自然的腰部運動，反而會成爲疾病之源。

慢跑也是理想的運動，但不要在一般的混泥土地上慢跑，最好選擇柔軟的土地，因爲混泥土地衝擊較大，所以若日積月累的在混泥土地上跑，對頭部、頸部及腰部都容易造成傷害。有人不明所以，每日跑五至十公里的路程，這簡直是接近自殺的行爲。

事物皆有正反兩面。運動對老化現象雖有一定的幫助，但也不盡然。最近，因慢跑導致心臟衰竭而猝死的例子，層出不窮，我們也知道激烈的運動對心臟不好，但是，連續性的對骨骼、頸椎、腰椎的影響卻不受重視。雖然心臟部位有致命之虞，容易受到矚目，但骨骼等所受的傷害，也不容小覷。總之，慢跑前務必三思而行，量力而爲。

其次是骨骼疏鬆的問題。運動能防止骨骼脆弱，爲了讓鈣質能爲骨骼吸收，還是需要做運動，如果運動量不足的話，鈣質就無法爲人體吸收。至於骨質疏鬆症的患者，由於他們無法正常攝取鈣質，所以服用維他命D可能最有效。而已經患有骨質疏鬆症，或者正繼續惡化時，鈣劑就不易產生效果。由此看來，維他命D的效果是可以預期的。

在飲食方面，若不偏食的話，便能攝取到足夠的鈣質。如果體質特殊，不易吸收的人，則有服用維他命D的必要。因維他命D會幫助腸子吸收鈣質。

＊遠離誘發因子

老化現象是無法避免的事，所以一進入老化狀態，預防誘發因子的產生就成爲當務之急。

例如，三叉神經痛又名冰淇淋神經痛，顧名思義，這是在吃到冰冷的食物時所引發的神經痛，根本無法根治。因此避免誘因就成爲首要之務。那麼，冷食爲何會成爲誘發因子呢？這是因爲它會刺激知覺神經的關係。由於三叉神經又是支配口的神經，所以當冷食進入口中時，感覺神經便會感到興奮。

例如，過去必須用三種力量刺激才會有反應的神經，由於興奮的關係，只要一、二次的刺激，就會產生過敏的反應。

所以，降低感覺神經的興奮性，對其他的神經痛也是非常重要。例如，冷食、辣椒、山葵、或下巴遇到冷風等都會讓神經興奮。而酒也對全身的神經機能有不良的影響，理由是它對發炎有百害而無一利。神經痛不論在腰或臉部都有可能導致神經發炎，所以最好不要飲酒，甚至最好戒酒。

＊富含維他命的食物可以預防神經痛

酒對骨骼的代謝、肝的代謝也不好，所以，雖然說酒是百藥之王，事實上卻爲百害之毒。不過事實上關鍵還是在於酒量。百藥之王是指小酒杯的程度，但若過量的話就成了百害之毒了。

隔日起床有虛脫感，就是飲酒過量而宿醉的結果，若照這般喝酒的話，絕對有害，爲了健康著想，務必要適可而止。

抽煙雖然和神經痛没有直接的關係，但是對心臟、動脈硬化都有不良的影響，而且還可能變成症侯性神經痛的間接原因，所以最好不要抽煙。

在飲食方面要充分攝取維他命群，雖然添加維他命的食品也不可攝取過多，但是一般食品中所含的維他命，不管吃多少都不會過量。

除此之外，日本醫師在利用保險（類似勞保、公保等）開出維他命時，只限於神經痛、神經炎等。由此看來，維他命對末梢神經的改善是不可或缺的。特別是維他命D與末梢神經有相當密切的關係，甚至被認爲是Neuro vitamin（也是神經維他命之意）。

因維他命攝取不足所引起的腳氣病，現在已經大幅減少，不過，在做腳氣病的檢查時，醫生會敲敲腳的膝蓋，其實這就是檢查末梢神經。如此看來，富含維他命的食物，對神經痛的確是有效的。

＊糖尿病會引發神經痛

血壓高會加速動脈硬化，所以，控制血壓的重要性實不容小覷。

之前曾經說過，糖尿病患者容易發生神經痛。這是由於糖尿病對末梢神經有不良影響，血糖會使神經細胞與神經纖維的代謝失常，導致末梢神經發生病變。

所以說，糖尿病患者絕對不可過胖，一定要保持標準體重，這對神經痛十分有益。除此之外，還要避免食用高澱粉的食物。

澱粉是卡路里的補給物質，在營養上是屬於不太必要的。所以只要攝取體內所需的消耗量即可，如果攝取過多的澱粉，對身體並不會有幫助，反而會被轉換成脂肪而變得肥胖，使體重增加。

每天入浴前先測量體重，若增重時，控制澱粉類食物便可以減輕重量。每天量一量自己的體重，具有警惕的效果，這樣就不會在不知覺中發胖了。

＊因神經發炎而引發的糖尿病持續增加

糖尿病患者應預防神經痛的產生。糖尿病爲現代的文明病，已經風行數年，至今罹患率仍相當高。

糖尿病與昔日的痛風相同，皆被認爲是貴族病。在人類的歷史中，有好幾千萬年是與飢餓戰鬥的。除了羅馬時代的王侯貴族可免受飢餓之苦，一般老百姓能夠發現勉强糊口的食物就喜出望外了。

在人類演化的過程中，大部分的不良遺傳基因都遭到淘汱。但是，無法處理糖份攝取

【 不正確的神經痛常識⑩ 】

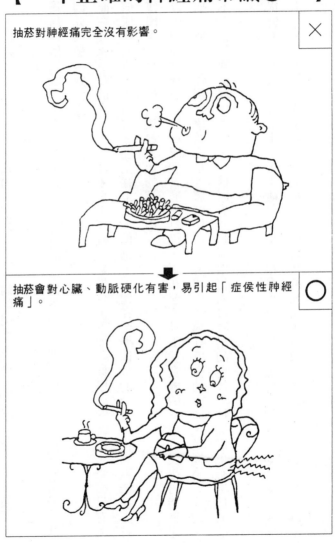

抽菸對神經痛完全沒有影響。 ×

抽菸會對心臟、動脈硬化有害，易引起「症侯性神經痛」。 ○

過量，對生物非常不利的遺傳基因（也就是糖尿病的遺傳基因）卻沒有被淘汏而殘留下來。

爲何糖尿病没有被淘汰？這是由於昔日的庶民只能勉强糊口，並不會攝取過多的糖份，因此與糖尿病無緣。

而在豐衣足食的今日，危機才真正來臨，如果今後不加强糖尿病的醫療，恐怕只有淘汰了糖尿病遺傳因子的人才能生存下去。但是，即使在醫學進步的今日，仍然無法將不好的遺傳因子，自然的淘汰於人類的進化中。

以前因糧食缺乏而與糖尿病、痛風無緣，現在連不是王侯貴族的一般庶民也可能罹患糖尿病。所以，運用醫學的力量，將糖尿病的遺傳因子導往安全的方向，是極爲重要的。

不只是針對糖尿病而已，在糖尿病及動脈硬化人口激增的現代，神經痛也有增加的趨勢。

從前的日本人，在二十～三十歲之間生了很多小孩，其中遺傳好的因子的一、二人會繼續生存，而其他較虛弱的則會夭折。此種自然的淘汰，可以使人類培育優秀而强壯的下一代。

但是在「少產少死」的現代，平均一户人家有一・五人，在只生一～二人的情況下，不管是早產兒抑或是本質較弱的嬰兒，大都會順利成長。

這種現象雖然很好，但是在醫學上也要有處理突發變化的必要。

另外是高齡化的問題。從比率上來看，這是年輕人需要負擔很多老人的人口結構。沒有生產能力的人佔了百分之二十，要靠其他百分之八十的人生活。

此種現象不只是發生在日本而已，與日本同是長壽國的瑞典也難以倖免。如果不妥善因應，說不一定使人類走向滅亡。或可說是快速繁榮的結果。

而且不只是神經痛的問題而已，還要從和過去不同的觀點進行改革，促進醫療進步。

＊為了預防動脈硬化

血糖高，不僅對神經有直接的反作用，對血管也有不好的影響。

糖尿病是動脈硬化最大的誘因。雖然沒有變成動脈硬化，但是血管內的細胞已經出現異常狀態，所以血液循環方面也會惡化，這正是成爲神經痛的原因。

最重要的是，它與其他病因單純的疾病不同，是由數個原因引起的。簡單的說，感冒一方面是由病毒所引起，另一方面是自身的免疫力變差所致。

所以，在同一間房子內若有人感冒，不見得全體都會受到傳染。這說明了雖然免疫力弱，但若没有病毒的侵入也不會感冒。

因而神經痛也是同樣的道理，例如，糖尿病性的神經痛是以實際收集的症例來統計，而深爲糖尿病的疼痛所苦的人，其末梢神經往往也受到傷害。

這種人的頸骨也不好。只要頸部的神經根輕輕壓迫神經，就會産生痛感，從神經細胞流出各種物質。

但因爲神經在頸部受到抑止，所以流動的不是十分順暢，而是彎彎曲曲地流。總而言之，即使是輕微的糖尿病，仍然會使末梢神經受損。

這兩要素就是神經痛的主因。

換言之，不管多輕微的糖尿病都會引起症狀。雖然輕微的糖尿病不會引起神經痛，但是，如果頸部的神經根又受到壓迫的話，末梢神經便會受損而引起神經痛。

＊健康的生活可預防神經痛

睡眠不足可能也會引發神經痛，換言之，就是要維持良好的環境。常言道：坐骨神經痛能預測天氣。而且猜中的機率相當高，雖有一說是氣壓的關係，但實際上仍原因不明。可是，濕氣的確對神經痛不好，特別是在低地濕度高的地方，除此之外，也要避免鞋子長期處在潮濕的狀態之下。

再者，勤於入浴可促進血液的循環。在神經痛的特效藥尚未發明前，溫泉療法曾盛行一時。爲何泡溫泉會有效呢？並非溫泉中含有特殊的成分，而是環境或溫浴的關係。然而，成分也不是毫無關係，可能因其中含有不純物。所以比較不容易冷卻。

一般來說，新浴水是不好的，所以在家中煮沸水入浴時，最好是有人入浴過的，原因可能是比較溫和，身體比較不容易變冷。

不健康的生活，對精神與肉體都有不良影響。例如：會阻礙血液循環，或不能正常調節體溫，甚至會使神經的功能退化，變成神經細胞疼痛的原因。

大展出版社有限公司	圖書目錄
地址：台北市北投區11204 致遠一路二段12巷1號 郵撥： 0166955～1	電話：(02) 8236031 8236033 傳眞：(02) 8272069

・法律專欄連載・電腦編號 58

台大法學院 法律學系／策劃
法律服務社／編著

①別讓您的權利睡著了1	200元
②別讓您的權利睡著了2	200元

・秘傳占卜系列・電腦編號 14

①手相術	淺野八郎著	150元
②人相術	淺野八郎著	150元
③西洋占星術	淺野八郎著	150元
④中國神奇占卜	淺野八郎著	150元
⑤夢判斷	淺野八郎著	150元
⑥前世、來世占卜	淺野八郎著	150元
⑦法國式血型學	淺野八郎著	150元
⑧靈感、符咒學	淺野八郎著	150元
⑨紙牌占卜學	淺野八郎著	150元
⑩ＥＳＰ超能力占卜	淺野八郎著	150元
⑪猶太數的秘術	淺野八郎著	150元
⑫新心理測驗	淺野八郎著	160元

・趣味心理講座・電腦編號 15

①性格測驗１	探索男與女	淺野八郎著	140元
②性格測驗２	透視人心奧秘	淺野八郎著	140元
③性格測驗３	發現陌生的自己	淺野八郎著	140元
④性格測驗４	發現你的真面目	淺野八郎著	140元
⑤性格測驗５	讓你們吃驚	淺野八郎著	140元
⑥性格測驗６	洞穿心理盲點	淺野八郎著	140元
⑦性格測驗７	探索對方心理	淺野八郎著	140元
⑧性格測驗８	由吃認識自己	淺野八郎著	140元
⑨性格測驗９	戀愛知多少	淺野八郎著	140元

⑩性格測驗10	由裝扮瞭解人心	淺野八郎著	140元
⑪性格測驗11	敲開內心玄機	淺野八郎著	140元
⑫性格測驗12	透視你的未來	淺野八郎著	140元
⑬血型與你的一生		淺野八郎著	140元
⑭趣味推理遊戲		淺野八郎著	160元
⑮行為語言解析		淺野八郎著	160元

•婦 幼 天 地• 電腦編號 16

①八萬人減肥成果	黃靜香譯	150元
②三分鐘減肥體操	楊鴻儒譯	150元
③窈窕淑女美髮秘訣	柯素娥譯	130元
④使妳更迷人	成　玉譯	130元
⑤女性的更年期	官舒姸編譯	160元
⑥胎內育兒法	李玉瓊編譯	150元
⑦早產兒袋鼠式護理	唐岱蘭譯	200元
⑧初次懷孕與生產	婦幼天地編譯組	180元
⑨初次育兒12個月	婦幼天地編譯組	180元
⑩斷乳食與幼兒食	婦幼天地編譯組	180元
⑪培養幼兒能力與性向	婦幼天地編譯組	180元
⑫培養幼兒創造力的玩具與遊戲	婦幼天地編譯組	180元
⑬幼兒的症狀與疾病	婦幼天地編譯組	180元
⑭腿部苗條健美法	婦幼天地編譯組	150元
⑮女性腰痛別忽視	婦幼天地編譯組	150元
⑯舒展身心體操術	李玉瓊編譯	130元
⑰三分鐘臉部體操	趙薇妮著	160元
⑱生動的笑容表情術	趙薇妮著	160元
⑲心曠神怡減肥法	川津祐介著	130元
⑳內衣使妳更美麗	陳玄茹譯	130元
㉑瑜伽美姿美容	黃靜香編著	150元
㉒高雅女性裝扮學	陳珮玲譯	180元
㉓蠶糞肌膚美顏法	坂梨秀子著	160元
㉔認識妳的身體	李玉瓊譯	160元
㉕產後恢復苗條體態	居理安•芙萊喬著	200元
㉖正確護髮美容法	山崎伊久江著	180元
㉗安琪拉美姿養生學	安琪拉蘭斯博瑞著	180元

•青 春 天 地• 電腦編號 17

①A血型與星座	柯素娥編譯	120元
②B血型與星座	柯素娥編譯	120元

③O血型與星座	柯素娥編譯	120元
④AB血型與星座	柯素娥編譯	120元
⑤青春期性教室	呂貴嵐編譯	130元
⑥事半功倍讀書法	王毅希編譯	150元
⑦難解數學破題	宋釗宜編譯	130元
⑧速算解題技巧	宋釗宜編譯	130元
⑨小論文寫作秘訣	林顯茂編譯	120元
⑪中學生野外遊戲	熊谷康編著	120元
⑫恐怖極短篇	柯素娥編譯	130元
⑬恐怖夜話	小毛驢編譯	130元
⑭恐怖幽默短篇	小毛驢編譯	120元
⑮黑色幽默短篇	小毛驢編譯	120元
⑯靈異怪談	小毛驢編譯	130元
⑰錯覺遊戲	小毛驢編譯	130元
⑱整人遊戲	小毛驢編著	150元
⑲有趣的超常識	柯素娥編譯	130元
⑳哦！原來如此	林慶旺編譯	130元
㉑趣味競賽100種	劉名揚編譯	120元
㉒數學謎題入門	宋釗宜編譯	150元
㉓數學謎題解析	宋釗宜編譯	150元
㉔透視男女心理	林慶旺編譯	120元
㉕少女情懷的自白	李桂蘭編譯	120元
㉖由兄弟姊妹看命運	李玉瓊編譯	130元
㉗趣味的科學魔術	林慶旺編譯	150元
㉘趣味的心理實驗室	李燕玲編譯	150元
㉙愛與性心理測驗	小毛驢編譯	130元
㉚刑案推理解謎	小毛驢編譯	130元
㉛偵探常識推理	小毛驢編譯	130元
㉜偵探常識解謎	小毛驢編譯	130元
㉝偵探推理遊戲	小毛驢編譯	130元
㉞趣味的超魔術	廖玉山編著	150元
㉟趣味的珍奇發明	柯素娥編著	150元
㊱登山用具與技巧	陳瑞菊編著	150元

•健 康 天 地• 電腦編號 18

①壓力的預防與治療	柯素娥編譯	130元
②超科學氣的魔力	柯素娥編譯	130元
③尿療法治病的神奇	中尾良一著	130元
④鐵證如山的尿療法奇蹟	廖玉山譯	120元
⑤一日斷食健康法	葉慈容編譯	120元

⑥胃部強健法	陳炳崑譯	120元
⑦癌症早期檢查法	廖松濤譯	160元
⑧老人痴呆症防止法	柯素娥編譯	130元
⑨松葉汁健康飲料	陳麗芬編譯	130元
⑩揉肚臍健康法	永井秋夫著	150元
⑪過勞死、猝死的預防	卓秀貞編譯	130元
⑫高血壓治療與飲食	藤山順豐著	150元
⑬老人看護指南	柯素娥編譯	150元
⑭美容外科淺談	楊啟宏著	150元
⑮美容外科新境界	楊啟宏著	150元
⑯鹽是天然的醫生	西英司郎著	140元
⑰年輕十歲不是夢	梁瑞麟譯	200元
⑱茶料理治百病	桑野和民著	180元
⑲綠茶治病寶典	桑野和民著	150元
⑳杜仲茶養顏減肥法	西田博著	150元
㉑蜂膠驚人療效	瀨長良三郎著	150元
㉒蜂膠治百病	瀨長良三郎著	150元
㉓醫藥與生活	鄭炳全著	180元
㉔鈣長生寶典	落合敏著	180元
㉕大蒜長生寶典	木下繁太郎著	160元
㉖居家自我健康檢查	石川恭三著	160元
㉗永恒的健康人生	李秀鈴譯	200元
㉘大豆卵磷脂長生寶典	劉雪卿譯	150元
㉙芳香療法	梁艾琳譯	160元
㉚醋長生寶典	柯素娥譯	180元
㉛從星座透視健康	席拉・吉蒂斯著	180元
㉜愉悅自在保健學	野本二士夫著	160元
㉝裸睡健康法	丸山淳士等著	160元
㉞糖尿病預防與治療	藤田順豐著	180元
㉟維他命長生寶典	菅原明子著	180元
㊱維他命C新效果	鐘文訓編	150元
㊲手、腳病理按摩	堤芳郎著	160元
㊳AIDS瞭解與預防	彼得塔歇爾著	180元
㊴甲殼質殼聚糖健康法	沈永嘉譯	160元

・實用女性學講座・電腦編號 19

①解讀女性內心世界	島田一男著	150元
②塑造成熟的女性	島田一男著	150元
③女性整體裝扮學	黃靜香編著	180元
④女性應對禮儀	黃靜香編著	180元

・校 園 系 列・電腦編號 20

①讀書集中術	多湖輝著	150元
②應考的訣竅	多湖輝著	150元
③輕鬆讀書贏得聯考	多湖輝著	150元
④讀書記憶秘訣	多湖輝著	150元
⑤視力恢復！超速讀術	江錦雲譯	180元

・實用心理學講座・電腦編號 21

①拆穿欺騙伎倆	多湖輝著	140元
②創造好構想	多湖輝著	140元
③面對面心理術	多湖輝著	160元
④僞裝心理術	多湖輝著	140元
⑤透視人性弱點	多湖輝著	140元
⑥自我表現術	多湖輝著	150元
⑦不可思議的人性心理	多湖輝著	150元
⑧催眠術入門	多湖輝著	150元
⑨責罵部屬的藝術	多湖輝著	150元
⑩精神力	多湖輝著	150元
⑪厚黑說服術	多湖輝著	150元
⑫集中力	多湖輝著	150元
⑬構想力	多湖輝著	150元
⑭深層心理術	多湖輝著	160元
⑮深層語言術	多湖輝著	160元
⑯深層說服術	多湖輝著	180元
⑰掌握潛在心理	多湖輝著	160元

・超現實心理講座・電腦編號 22

①超意識覺醒法	詹蔚芬編譯	130元
②護摩秘法與人生	劉名揚編譯	130元
③秘法！超級仙術入門	陸　明譯	150元
④給地球人的訊息	柯素娥編著	150元
⑤密教的神通力	劉名揚編著	130元
⑥神秘奇妙的世界	平川陽一著	180元
⑦地球文明的超革命	吳秋嬌譯	200元
⑧力量石的秘密	吳秋嬌譯	180元
⑨超能力的靈異世界	馬小莉譯	200元

・養 生 保 健・電腦編號 23

①醫療養生氣功	黃孝寬著	250元
②中國氣功圖譜	余功保著	230元
③少林醫療氣功精粹	井玉蘭著	250元
④龍形實用氣功	吳大才等著	220元
⑤魚戲增視強身氣功	宮　嬰著	220元
⑥嚴新氣功	前新培金著	250元
⑦道家玄牝氣功	張　章著	200元
⑧仙家秘傳袪病功	李遠國著	160元
⑨少林十大健身功	秦慶豐著	180元
⑩中國自控氣功	張明武著	250元
⑪醫療防癌氣功	黃孝寬著	250元
⑫醫療強身氣功	黃孝寬著	250元
⑬醫療點穴氣功	黃孝寬著	220元
⑭中國八卦如意功	趙維漢著	

・社會人智囊・電腦編號 24

①糾紛談判術	清水增三著	160元
②創造關鍵術	淺野八郎著	150元
③觀人術	淺野八郎著	180元
④應急詭辯術	廖英迪編著	160元
⑤天才家學習術	木原武一著	160元
⑥猫型狗式鑑人術	淺野八郎著	180元
⑦逆轉運掌握術	淺野八郎著	180元
⑧人際圓融術	澀谷昌三著	160元

・精 選 系 列・電腦編號 25

①毛澤東與鄧小平	渡邊利夫等著	280元
②中國大崩裂	江戶介雄著	180元
③台灣・亞洲奇蹟	上村幸治著	220元
④7-ELEVEN高盈收策略	國友隆一著	180元

・運 動 遊 戲・電腦編號 26

①雙人運動	李玉瓊譯	160元
②愉快的跳繩運動	廖玉山譯	180元
③運動會項目精選	王佑京譯	150元

④肋木運動　　廖玉山譯　150元
⑤測力運動　　王佑宗譯　150元

・心靈雅集・電腦編號00

①禪言佛語看人生　　松濤弘道著　180元
②禪密教的奧秘　　葉逯謙譯　120元
③觀音大法力　　田口日勝著　120元
④觀音法力的大功德　　田口日勝著　120元
⑤達摩禪106智慧　　劉華亭編譯　150元
⑥有趣的佛教研究　　葉逯謙編譯　120元
⑦夢的開運法　　蕭京凌譯　130元
⑧禪學智慧　　柯素娥編譯　130元
⑨女性佛教入門　　許俐萍譯　110元
⑩佛像小百科　　心靈雅集編譯組　130元
⑪佛教小百科趣談　　心靈雅集編譯組　120元
⑫佛教小百科漫談　　心靈雅集編譯組　150元
⑬佛教知識小百科　　心靈雅集編譯組　150元
⑭佛學名言智慧　　松濤弘道著　220元
⑮釋迦名言智慧　　松濤弘道著　220元
⑯活人禪　　平田精耕著　120元
⑰坐禪入門　　柯素娥編譯　120元
⑱現代禪悟　　柯素娥編譯　130元
⑲道元禪師語錄　　心靈雅集編譯組　130元
⑳佛學經典指南　　心靈雅集編譯組　130元
㉑何謂「生」　阿含經　　心靈雅集編譯組　150元
㉒一切皆空　般若心經　　心靈雅集編譯組　150元
㉓超越迷惘　法句經　　心靈雅集編譯組　130元
㉔開拓宇宙觀　華嚴經　　心靈雅集編譯組　130元
㉕真實之道　法華經　　心靈雅集編譯組　130元
㉖自由自在　涅槃經　　心靈雅集編譯組　130元
㉗沈默的教示　維摩經　　心靈雅集編譯組　150元
㉘開通心眼　佛語佛戒　　心靈雅集編譯組　130元
㉙揭秘寶庫　密教經典　　心靈雅集編譯組　130元
㉚坐禪與養生　　廖松濤譯　110元
㉛釋尊十戒　　柯素娥編譯　120元
㉜佛法與神通　　劉欣如編著　120元
㉝悟（正法眼藏的世界）　　柯素娥編譯　120元
㉞只管打坐　　劉欣如編譯　120元
㉟喬答摩・佛陀傳　　劉欣如編著　120元
㊱唐玄奘留學記　　劉欣如編譯　120元

㊲佛教的人生觀	劉欣如編譯	110元
㊳無門關（上卷）	心靈雅集編譯組	150元
㊴無門關（下卷）	心靈雅集編譯組	150元
㊵業的思想	劉欣如編著	130元
㊶佛法難學嗎	劉欣如著	140元
㊷佛法實用嗎	劉欣如著	140元
㊸佛法殊勝嗎	劉欣如著	140元
㊹因果報應法則	李常傳編	140元
㊺佛教醫學的奧秘	劉欣如編著	150元
㊻紅塵絕唱	海　若著	130元
㊼佛教生活風情	洪丕謨、姜玉珍著	220元
㊽行住坐臥有佛法	劉欣如著	160元
㊾起心動念是佛法	劉欣如著	160元
㊿四字禪語	曹洞宗青年會	200元
51妙法蓮華經	劉欣如編著	160元

•經 營 管 理•電腦編號 01

◎創新經營管理六十六大計（精）	蔡弘文編	780元
①如何獲取生意情報	蘇燕謀譯	110元
②經濟常識問答	蘇燕謀譯	130元
③股票致富68秘訣	簡文祥譯	200元
④台灣商戰風雲錄	陳中雄著	120元
⑤推銷大王秘錄	原一平著	180元
⑥新創意・賺大錢	王家成譯	90元
⑦工廠管理新手法	琪　輝著	120元
⑧奇蹟推銷術	蘇燕謀譯	100元
⑨經營參謀	柯順隆譯	120元
⑩美國實業24小時	柯順隆譯	80元
⑪撼動人心的推銷法	原一平著	150元
⑫高竿經營法	蔡弘文編	120元
⑬如何掌握顧客	柯順隆譯	150元
⑭一等一賺錢策略	蔡弘文編	120元
⑯成功經營妙方	鐘文訓著	120元
⑰一流的管理	蔡弘文編	150元
⑱外國人看中韓經濟	劉華亭譯	150元
⑲企業不良幹部群相	琪輝編著	120元
⑳突破商場人際學	林振輝編著	90元
㉑無中生有術	琪輝編著	140元
㉒如何使女人打開錢包	林振輝編著	100元
㉓操縱上司術	邑井操著	90元

㉔小公司經營策略	王嘉誠著	160元
㉕成功的會議技巧	鐘文訓編譯	100元
㉖新時代老闆學	黃柏松編著	100元
㉗如何創造商場智囊團	林振輝編譯	150元
㉘十分鐘推銷術	林振輝編譯	180元
㉙五分鐘育才	黃柏松編譯	100元
㉚成功商場戰術	陸明編譯	100元
㉛商場談話技巧	劉華亭編譯	120元
㉜企業帝王學	鐘文訓譯	90元
㉝自我經濟學	廖松濤編譯	100元
㉞一流的經營	陶田生編著	120元
㉟女性職員管理術	王昭國編譯	120元
㊱ＩＢＭ的人事管理	鐘文訓編譯	150元
㊲現代電腦常識	王昭國編譯	150元
㊳電腦管理的危機	鐘文訓編譯	120元
㊴如何發揮廣告效果	王昭國編譯	150元
㊵最新管理技巧	王昭國編譯	150元
㊶一流推銷術	廖松濤編譯	150元
㊷包裝與促銷技巧	王昭國編譯	130元
㊸企業王國指揮塔	松下幸之助著	120元
㊹企業精銳兵團	松下幸之助著	120元
㊺企業人事管理	松下幸之助著	100元
㊻華僑經商致富術	廖松濤編譯	130元
㊼豐田式銷售技巧	廖松濤編譯	180元
㊽如何掌握銷售技巧	王昭國編著	130元
㊿洞燭機先的經營	鐘文訓編譯	150元
52新世紀的服務業	鐘文訓編譯	100元
53成功的領導者	廖松濤編譯	120元
54女推銷員成功術	李玉瓊編譯	130元
55ＩＢＭ人才培育術	鐘文訓編譯	100元
56企業人自我突破法	黃琪輝編著	150元
58財富開發術	蔡弘文編著	130元
59成功的店舖設計	鐘文訓編著	150元
61企管回春法	蔡弘文編著	130元
62小企業經營指南	鐘文訓編譯	100元
63商場致勝名言	鐘文訓編譯	150元
64迎接商業新時代	廖松濤編譯	100元
66新手股票投資入門	何朝乾　編	180元
67上揚股與下跌股	何朝乾編譯	180元
68股票速成學	何朝乾編譯	180元
69理財與股票投資策略	黃俊豪編著	180元

⑩黃金投資策略	黃俊豪編著	180元
⑪厚黑管理學	廖松濤編譯	180元
⑫股市致勝格言	呂梅莎編譯	180元
⑬透視西武集團	林谷燁編譯	150元
⑯巡迴行銷術	陳蒼杰譯	150元
⑰推銷的魔術	王嘉誠譯	120元
⑱60秒指導部屬	周蓮芬編譯	150元
⑲精銳女推銷員特訓	李玉瓊編譯	130元
⑳企劃、提案、報告圖表的技巧	鄭 汶 譯	180元
㉑海外不動產投資	許達守編譯	150元
㉒八百件的世界策略	李玉瓊譯	150元
㉓服務業品質管理	吳宜芬譯	180元
㉔零庫存銷售	黃東謙編譯	150元
㉕三分鐘推銷管理	劉名揚編譯	150元
㉖推銷大王奮鬥史	原一平著	150元
㉗豐田汽車的生產管理	林谷燁編譯	150元

•成功寶庫• 電腦編號02

①上班族交際術	江森滋著	100元
②拍馬屁訣竅	廖玉山編譯	110元
④聽話的藝術	歐陽輝編譯	110元
⑨求職轉業成功術	陳 義編著	110元
⑩上班族禮儀	廖玉山編著	120元
⑪接近心理學	李玉瓊編著	100元
⑫創造自信的新人生	廖松濤編著	120元
⑭上班族如何出人頭地	廖松濤編著	100元
⑮神奇瞬間瞑想法	廖松濤編譯	100元
⑯人生成功之鑰	楊意苓編著	150元
⑲給企業人的諍言	鐘文訓編著	120元
⑳企業家自律訓練法	陳 義編譯	100元
㉑上班族妖怪學	廖松濤編著	100元
㉒猶太人縱橫世界的奇蹟	孟佑政編著	110元
㉓訪問推銷術	黃靜香編著	130元
㉕你是上班族中強者	嚴思圖編著	100元
㉖向失敗挑戰	黃靜香編著	100元
㉙機智應對術	李玉瓊編著	130元
㉚成功頓悟100則	蕭京凌編譯	130元
㉛掌握好運100則	蕭京凌編譯	110元
㉜知性幽默	李玉瓊編譯	130元
㉝熟記對方絕招	黃靜香編譯	100元

㉞男性成功秘訣	陳蒼杰編譯	130元
㊱業務員成功秘方	李玉瓊編著	120元
㊲察言觀色的技巧	劉華亭編著	130元
㊳一流領導力	施義彥編譯	120元
㊴一流說服力	李玉瓊編著	130元
㊵30秒鐘推銷術	廖松濤編譯	150元
㊶猶太成功商法	周蓮芬編譯	120元
㊷尖端時代行銷策略	陳蒼杰編著	100元
㊸顧客管理學	廖松濤編著	100元
㊹如何使對方說Yes	程　羲編著	150元
㊺如何提高工作效率	劉華亭編著	150元
㊼上班族口才學	楊鴻儒譯	120元
㊽上班族新鮮人須知	程　羲編著	120元
㊾如何左右逢源	程　羲編著	130元
㊿語言的心理戰	多湖輝著	130元
51扣人心弦演說術	劉名揚編著	120元
53如何增進記憶力、集中力	廖松濤譯	130元
55性惡企業管理學	陳蒼杰譯	130元
56自我啟發200招	楊鴻儒編著	150元
57做個傑出女職員	劉名揚編著	130元
58靈活的集團營運術	楊鴻儒編著	120元
60個案研究活用法	楊鴻儒編著	130元
61企業教育訓練遊戲	楊鴻儒編著	120元
62管理者的智慧	程　義編譯	130元
63做個佼佼管理者	馬筱莉編譯	130元
64智慧型說話技巧	沈永嘉編譯	130元
66活用佛學於經營	松濤弘道著	150元
67活用禪學於企業	柯素娥編譯	130元
68詭辯的智慧	沈永嘉編譯	150元
69幽默詭辯術	廖玉山編譯	150元
70拿破崙智慧箴言	柯素娥編譯	130元
71自我培育・超越	蕭京凌編譯	150元
74時間即一切	沈永嘉編譯	130元
75自我脫胎換骨	柯素娥譯	150元
76贏在起跑點—人才培育鐵則	楊鴻儒編譯	150元
77做一枚活棋	李玉瓊編譯	130元
78面試成功戰略	柯素娥編譯	130元
79自我介紹與社交禮儀	柯素娥編譯	150元
80說NO的技巧	廖玉山編譯	130元
81瞬間攻破心防法	廖玉山編譯	120元
82改變一生的名言	李玉瓊編譯	130元

㊽性格性向創前程	楊鴻儒編譯	130元
㊾訪問行銷新竅門	廖玉山編譯	150元
㊿無所不達的推銷話術	李玉瓊編譯	150元

•處世智慧•電腦編號03

①如何改變你自己	陸明編譯	120元
②人性心理陷阱	多湖輝著	90元
④幽默說話術	林振輝編譯	120元
⑤讀書36計	黃柏松編譯	120元
⑥靈感成功術	譚繼山編譯	80元
⑧扭轉一生的五分鐘	黃柏松編譯	100元
⑨知人、知面、知其心	林振輝譯	110元
⑩現代人的詭計	林振輝譯	100元
⑫如何利用你的時間	蘇遠謀譯	80元
⑬口才必勝術	黃柏松編譯	120元
⑭女性的智慧	譚繼山編譯	90元
⑮如何突破孤獨	張文志編譯	80元
⑯人生的體驗	陸明編譯	80元
⑰微笑社交術	張芳明譯	90元
⑱幽默吹牛術	金子登著	90元
⑲攻心說服術	多湖輝著	100元
⑳當機立斷	陸明編譯	70元
㉑勝利者的戰略	宋恩臨編譯	80元
㉒如何交朋友	安紀芳編著	70元
㉓鬥智奇謀（諸葛孔明兵法）	陳炳崑著	70元
㉔慧心良言	亦　奇著	80元
㉕名家慧語	蔡逸鴻主編	90元
㉗稱霸者啟示金言	黃柏松編譯	90元
㉘如何發揮你的潛能	陸明編譯	90元
㉙女人身態語言學	李常傳譯	130元
㉚摸透女人心	張文志譯	90元
㉛現代戀愛秘訣	王家成譯	70元
㉜給女人的悄悄話	妮倩編譯	90元
㉞如何開拓快樂人生	陸明編譯	90元
㉟驚人時間活用法	鐘文訓譯	80元
㊱成功的捷徑	鐘文訓譯	70元
㊲幽默逗笑術	林振輝著	120元
㊳活用血型讀書法	陳炳崑譯	80元
㊴心　燈	葉于模著	100元
㊵當心受騙	林顯茂譯	90元

國立中央圖書館出版品預行編目資料

神經痛預防與治療/木下真男著；沈永嘉譯
——初版，——臺北市，大展，民85
面；　　公分，——（健康天地；40）
譯自：神經痛は体が叫ぶSOS
ISBN 957-557-577-6（平裝）
1.神經痛

415.944　　85000735

本書原名：神經痛は体が叫ぶSOS
著　　者：ⒸMasao Kinoshita 1993
發 行 所：株式會社ごま書房
版權代理：宏儒企業有限公司

神經痛預防與治療　　ISBN 957-557-577-6

原 著 者/ 木下真男
編 譯 者/ 沈 永 嘉
發 行 人/ 蔡 森 明
出 版 者/ 大展出版社有限公司
社　　址/ 台北市北投區（石牌）致遠一路2段12巷1號
電　　話/（02）8236031·8236033
傳　　真/（02）8272069
郵政劃撥/ 0166955-1
登 記 證/ 局版臺業字第2171號
法律顧問/ 劉鈞男律師
承 印 者/ 國順圖書有限公司
裝　　訂/ 嶸興裝訂有限公司
排 版 者/ 宏益電腦排版有限公司
電　　話/（02）5611592
初　　版/ 1996年（民85年）1月
定　　價/ **160元**

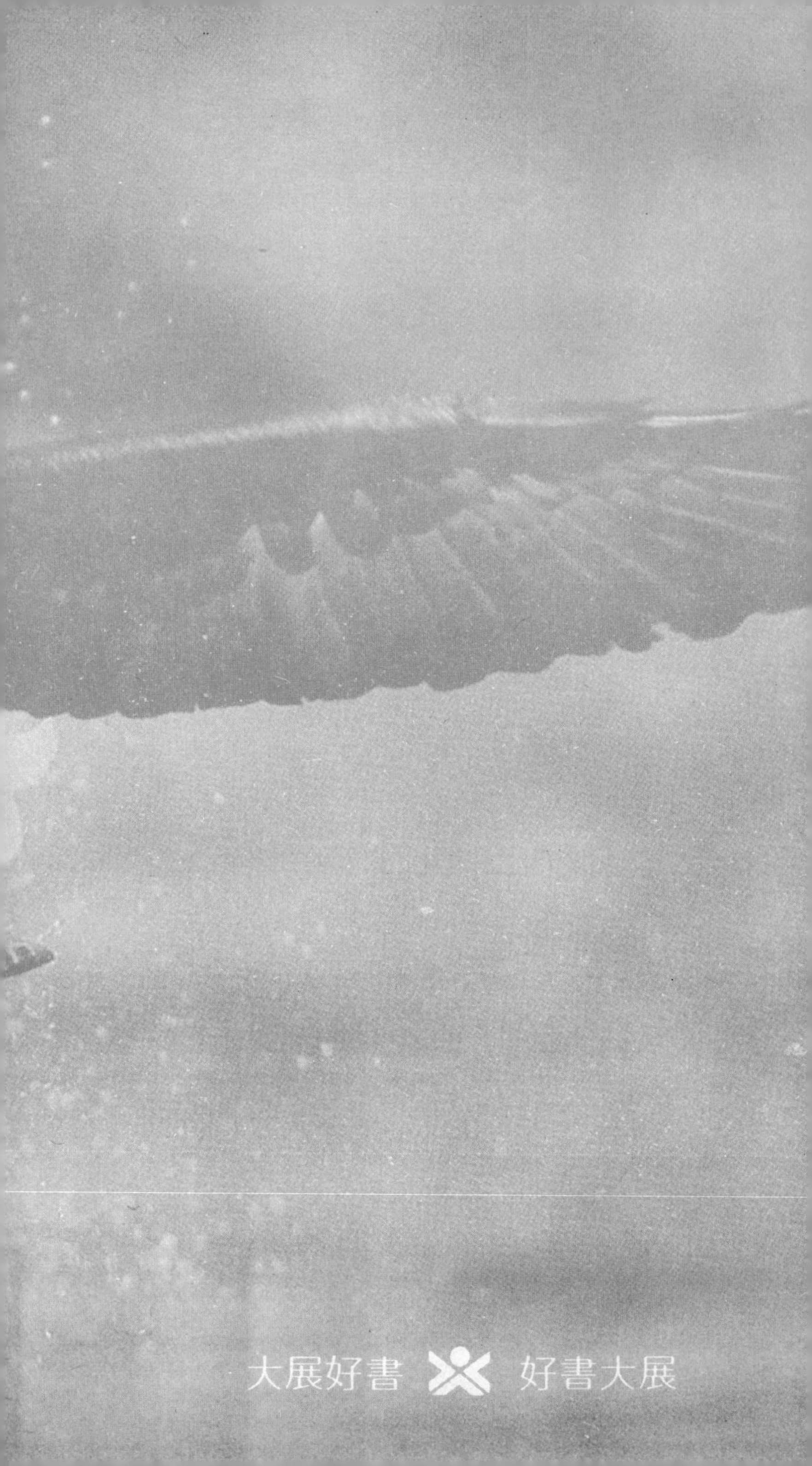
大展好書 好書大展

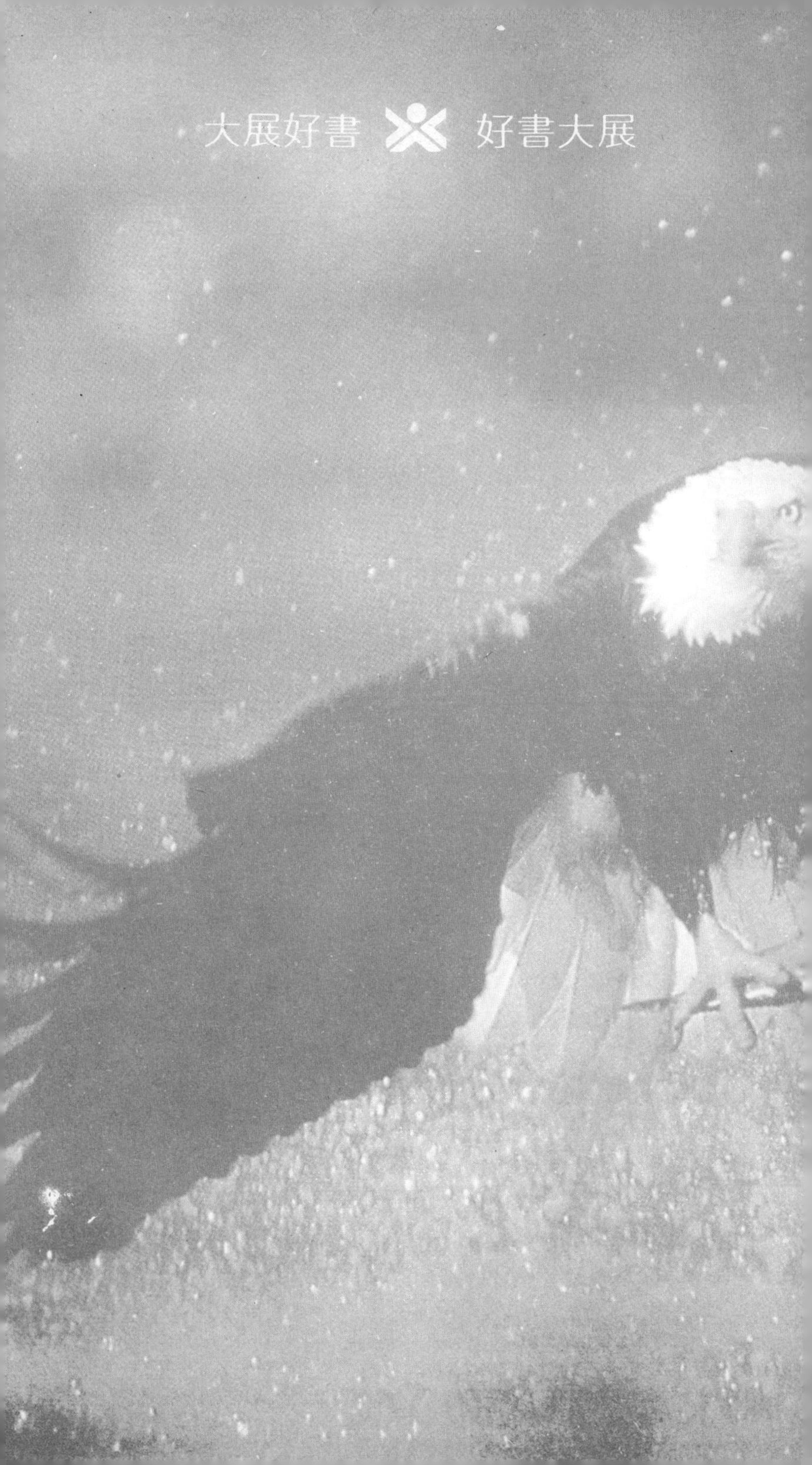
大展好書 好書大展